中西医结合执业医师资格考试实践技能押题秘卷

吴春虎 李 烁 主编

阿虎医考研究组 组织编写

中国中医药出版社

·北京·

图书在版编目（CIP）数据

中西医结合执业医师资格考试实践技能押题秘卷/吴春虎，李烁主编．—北京：中国中医药出版社，2020.1
（执业医师资格考试通关系列）
ISBN 978－7－5132－5775－6

Ⅰ．①中… Ⅱ．①吴… ②李… Ⅲ．①中西医结合–资格考试–习题集 Ⅳ．①R2－031

中国版本图书馆 CIP 数据核字（2019）第 237531 号

中国中医药出版社出版

北京经济技术开发区科创十三街 31 号院二区 8 号楼
邮政编码　100176
传真　010－64405750
河北省武强县画业有限责任公司印刷
各地新华书店经销

开本 787×1092　1/32　印张 9　字数 180 千字
2020 年 1 月第 1 版　2020 年 1 月第 1 次印刷
书号　ISBN 978－7－5132－5775－6

定价　58.00 元
网址　www.cptcm.com

答 疑 热 线　010－86464504
购 书 热 线　010－89535836
维 权 打 假　010－64405753

微信服务号　**zgzyycbs**
微商城网址　**https://kdt.im/LIdUGr**
官方微博　**http://e.weibo.com/cptcm**
天猫旗舰店网址　**https://zgzyycbs.tmall.com**

如有印装质量问题请与本社出版部联系（010－64405510）
版权专有　侵权必究

使用说明

中西医结合执业医师资格考试实践技能考试现场为题卡随机抽题，本书为真实再现考试实景，设计为题卡形式。考生复习时，可根据考试的抽题方式自行随机抽取三站试题，组成一份完整试卷。每张题卡正面为考题，背面为参考答案和评分标准，考生可据此判分，对自我水平进行实测备战。抽题方式如下：

◆**第一站** 考试内容为病案（例）分析，考试方法为纸笔作答，在50分钟内完成2题，其中1题从中西医结合内科学中选择，另1题从中西医结合外科学、中西医结合妇产科学或中西医结合儿科学中选择。本书中病案（例）摘要1~18题为中西医结合内科学的试题，19~36题为中西医结合外科学、中西医结合妇产科学或中西医结合儿科学的试题。

◆**第二站** 考试内容为中医部分，考试方法为实际操作、现场口述，在20分钟内完成4题。其中第一部分为中医操作，有两种类型的试题。第一种为针灸常用腧穴定位、中医临床技术操作，两者结合考查，考1题；第二种为中医望、闻、脉诊技术的操作，考1题。第二部分为病史采集,考1题。第三部分为中医答辩,有四种类型的试题,考试时从四种试题中抽选一种,考1题。

◆**第三站** 考试内容为西医部分,考试方法为实际操作、现场口述,在20分钟内完成3题。其中第一部分为体格检查,考1题。第二部分为西医操作,考1题。第三部分为西医答辩或临床判读(心电图、X线、CT、实验室检查),本部分共有五种类型的试题,考试时从五种试题中抽选1种,考1题。

本书所收考题皆为近几年真卷中归纳出的高频考点,考生记熟即可掌握大部分重要考点,事半功倍,顺利通过考试。

目 录

第一站 病案(例)分析 ……………………………………………………………… (1)

第二站 中医部分 …………………………………………………………………… (75)
  第一部分 中医操作 ……………………………………………………………… (75)
    一、针灸常用腧穴定位 ………………………………………………………… (75)
    二、中医临床技术操作 ………………………………………………………… (75)
    三、中医望、闻、脉诊技术的操作 …………………………………………… (101)
  第二部分 病史采集 ……………………………………………………………… (115)
  第三部分 中医答辩 ……………………………………………………………… (141)
    一、疾病的辨证施治 …………………………………………………………… (141)
    二、针灸常用腧穴主治 ………………………………………………………… (153)
    三、针灸异常情况处理 ………………………………………………………… (167)

  四、常见急性病症的针灸治疗 …………………………………………………… (177)

第三站　西医部分 ……………………………………………………………………… (189)
 第一部分　体格检查 …………………………………………………………………… (189)
 第二部分　西医操作 …………………………………………………………………… (217)
 第三部分　西医答辩或临床判读 ……………………………………………………… (233)
  一、西医答辩 ………………………………………………………………………… (233)
  二、临床判读 ………………………………………………………………………… (245)

第一站　病案(例)分析

　　本站所占分值为技能考试中最高的部分，共2道试题，每题20分，共40分。考试涉及的知识点主要是中西医结合内科学、中西医结合外科学、中西医结合妇产科学及中西医结合儿科学的内容。要求考生在50分钟内完成，包含中西医结合内科学1题，中西医结合外科学或中西医结合妇产科学或中西医结合儿科学1题。

病案(例)摘要1：

陈某，男，73岁，已婚，退休。2017年1月20日初诊。

患者20年来常出现咳嗽咳痰症状，每年发作1~2次，多在冬春季节。近5年来咳嗽逐渐加重。住院多需要静脉应用"抗生素""平喘止咳药"才能控制。2周前因咳喘、心悸胸闷、四肢轻度浮肿症状加重住院治疗，今出院来门诊调治。症见喘咳无力，气短难续，痰吐不爽，心悸，胸闷，口干，面色晦暗，唇甲发绀，神疲乏力。有40年吸烟史，平均每日20支。

查体：T：36.8℃，P：92次/分，R：22次/分，BP：120/80mmHg。慢性病面容，神清，桶状胸，双肺叩诊呈过清音，双肺呼吸音减弱，未闻及湿啰音，心音遥远，心率92次/分，肺动脉瓣区第二心音亢进，口唇轻度发绀。舌淡暗，脉细涩无力。

辅助检查：血常规：白细胞8.2×10^9/L，中性粒细胞64%。胸部X线片示：两肺纹理紊乱，两肺野透亮度增高，右心室增大。心电图：肺型P波。超声心动图：右心室增大，右心房增大。

要求：根据上述摘要，在答题卡上完成书面分析。

【参考答案】

中医疾病诊断（2分）：喘证。

中医证候诊断（2分）：气虚血瘀证。

西医诊断（2分）：慢性肺源性心脏病。

西医诊断依据（4分）：①患者有吸烟史40年。②咳喘、咳痰、心悸、胸闷，四肢轻度浮肿。③桶状胸，双肺叩诊呈过清音，双肺呼吸音减弱，肺动脉瓣区第二心音亢进。④血常规检查无异常。胸部X线：两肺纹理增多、紊乱，两肺野透亮度增高，心影向右扩大。心电图：肺型P波。超声心动图：右心室、右心房增大。

中医治法（2分）：益气活血，止咳化痰。

方剂（2分）：生脉散合血府逐瘀汤加减。

药物组成、剂量及煎服法（2分）：人参9g，麦冬9g，五味子6g，桃仁12g，红花9g，当归9g，生地黄9g，川芎4.5g，赤芍6g，牛膝9g，桔梗4.5g，柴胡3g，枳壳6g，甘草6g。三剂，水煎服。日一剂，早晚分服。

西医治疗原则及方法（4分）：①呼吸锻炼；②增强机体抵抗力，预防呼吸道感染；③家庭氧疗。

病案(例)摘要2：

王某，女，73岁，已婚，退休教师。2017年12月28日初诊。

患者既往有冠心病史10余年，近5日于活动后感到心悸，伴胸闷、胸痛、呼吸困难。现症：心悸，胸闷气塞，心痛时作。

查体：血压：120/75mmHg，心率50次/分，心音低钝，律齐，各瓣膜听诊区未闻及病理性杂音。舌质暗，脉迟无力。

辅助检查：心电图示：心肌缺血，三度房室传导阻滞，交界性逸搏节律。

要求：根据上述摘要，在答题卡上完成书面分析。

【参考答案】

中医疾病诊断（2分）：心悸。

中医证候诊断（2分）：心脉痹阻证。

西医诊断（2分）：心律失常（三度房室传导阻滞）。

西医诊断依据（4分）：①患者有冠心病史10余年。②活动后心悸，伴胸闷、胸痛、呼吸困难5日。③心率减慢，心音低钝，律齐，各瓣膜听诊区未闻及病理性杂音。④心电图示：心肌缺血，三度房室传导阻滞，交界性逸搏节律。

中医治法（2分）：活血化瘀，理气通络。

方剂（2分）：血府逐瘀汤加减。

药物组成、剂量及煎服法（2分）：桃仁12g，红花9g，当归9g，生地黄9g，川芎4.5g，赤芍6g，牛膝9g，桔梗4.5g，柴胡3g，枳壳6g，甘草6g。三剂，水煎服。日一剂，早晚分服。

西医治疗原则及方法（4分）：①药物治疗：阿托品0.5~1mg静脉注射，异丙肾上腺素1~4μg/min静脉点滴，将心室率控制在50~70次/分。②为保证适当的心室率，可植入起搏器。

病案（例）摘要3：

魏某，男，67岁，退休工人。2016年3月10日初诊。

患者5年前上呼吸道感染后，出现眼睑及颜面浮肿，经休息后症状好转。但每遇劳累或外感后症状复现，每次尿常规检查均可见镜下血尿和尿蛋白，近半月加重。现症：恶心，呕吐，小便量少，下肢浮肿，面色晦暗，口唇紫暗，腰痛固定，双上肢麻木。

查体：T：36.3℃，P：84次/分，R：20次/分，BP：160/95mmHg。神志清，双下肢水肿，按之凹陷不易恢复。舌紫暗有瘀点，脉细涩。

辅助检查：尿常规：蛋白（++），尿红细胞25~30个/高倍视野，透明管型3~5个/高倍视野；血常规：红细胞3.5×10^{12}/L，血红蛋白92g/L；肾功能：血肌酐540μmol/L，尿素氮20.9mmol/L。二氧化碳结合力19mmol/L，钙1.62mmol/L，磷3.67mmol/L。双肾彩超：双肾萎缩，髓质界限不清，回声增强。

要求：根据上述摘要，在答题卡上完成书面分析。

【参考答案】

中医疾病诊断（2分）：关格。

中医证候诊断（2分）：血瘀证。

西医诊断（2分）：慢性肾衰竭。

西医诊断依据（4分）：①患者有浮肿病史。浮肿每遇劳累或外感后复现。②高血压。双下肢水肿。③尿常规示蛋白尿、血尿、管型尿。血常规示贫血。肾功能示血肌酐、尿素氮上升。二氧化碳结合力下降。高磷、低钙。双肾彩超示双肾萎缩，皮、髓质界限不清，回声增强。

中医治法（2分）：活血化瘀。

方剂（2分）：桃红四物汤加减。

药物组成、剂量及煎服法（2分）：桃仁9g，红花6g，当归9g，川芎6g，白芍9g，熟地黄15g。三剂，水煎服。日一剂，早晚分服。

西医治疗原则及方法（4分）：①营养治疗：低蛋白、富含维生素饮食；必需氨基酸或α-酮酸治疗。②药物治疗：纠正酸中毒（碳酸氢钠）和水、电解质紊乱（NaCl每天2~3g）；高血压的治疗（ACEI、ARB等）；贫血的治疗（补铁，必要时用人类重组红细胞生成素等）；治疗低钙血症（钙三醇）、高磷血症（限磷，口服磷结合剂）；防治感染（抗生素）。

病案(例)摘要4：

周某，女，27岁，职员。2016年1月12日初诊。

患者平素身体虚弱，近1年来常感疲乏无力。近日因公司加班劳累，自觉乏力、头晕，遂来就诊。现症：乏力，面色苍白，唇甲色淡，头晕，活动后心悸、气短、牙龈渗血。

查体：T：36.2℃，P：100次/分，R：18次/分，BP：110/70mmHg。面色苍白，唇淡，肝脾未及。舌淡，苔薄白，脉细弱。

辅助检查：血常规：白细胞2.75×10^9/L，中性粒细胞34%，血红蛋白67g/L，红细胞2.07×10^{12}/L，血小板34×10^9/L，平均红细胞体积（MCV）83fL，网织红细胞计数0.4%。骨髓活检：骨髓增生重度减低。

要求：根据上述摘要，在答题卡上完成书面分析。

【参考答案】

中医疾病诊断（2分）：虚劳。

中医证候诊断（2分）：气血两虚证。

西医诊断（2分）：再生障碍性贫血。

西医诊断依据（4分）：①乏力，头晕，心悸，气短，牙龈渗血。②面色苍白，唇淡，肝脾未及。③血常规检查示全血细胞减少。骨髓活检：骨髓增生重度减低。

中医治法（2分）：补益气血。

方剂（2分）：八珍汤加减。

药物组成、剂量及煎服法（2分）：人参10g，白术10g，白茯苓10g，当归10g，川芎10g，白芍10g，熟地黄10g，炙甘草5g，生姜3片，大枣3枚。三剂，水煎服。日一剂，早晚分服。

西医治疗原则及方法（4分）：①一般治疗：防止患者与任何对骨髓造血有毒性的物质接触；禁用对骨髓有抑制作用的药物，注意休息，防止交叉感染等。②支持疗法：控制感染、止血。③刺激骨髓造血功能的药物：雄激素（丙酸睾酮、司坦唑）、免疫调节剂（左旋咪唑）、免疫抑制剂（抗胸腺球蛋白和抗淋巴细胞球蛋白、环孢素A等）。④骨髓移植。

病案(例)摘要5：

龚某，女，47岁，已婚，干部。2015年3月9日初诊。

患者2年来低热，咳嗽少痰，痰中带血反复发作，未系统诊治，近半月加重。现症：咳逆喘息少气，气短声低，动则尤甚，咳痰色白，时痰中带血，午后潮热，自汗，盗汗，面浮肢肿，心悸，形寒肢冷，神疲。

查体：T：37.5℃，P：98次/分，R：20次/分，BP：110/75mmHg。神志清楚，形体消瘦，左上肺闻及湿啰音。舌质光淡隐紫少津，脉细微而数。

辅助检查：血常规：白细胞7.0×10^9/L，中性粒细胞70%，血沉70mm/h。PPD强阳性。胸部X线片示：左上肺空洞病灶。心脏彩超未见异常。痰涂片：抗酸杆菌阳性。

要求：根据上述摘要，在答题卡上完成书面分析。

【参考答案】

中医疾病诊断（2分）：肺痨。

中医证候诊断（2分）：阴阳两虚证。

西医诊断（2分）：肺结核。

西医诊断依据（4分）：①患者低热，咳嗽少痰，痰中带血。②形体消瘦，左上肺闻及湿啰音。③血常规：白细胞总数、中性粒细胞无异常，血沉增快。PPD强阳性。胸部X线片示左上肺空洞病灶。心脏彩超未见异常。痰涂片：抗酸杆菌阳性。

中医治法（2分）：滋阴补阳。

方剂（2分）：补天大造丸加减。

药物组成、剂量及煎服法（2分）：人参6g，黄芪9g，白术9g，当归18g，酸枣仁18g，远志18g，白芍18g，山药18g，茯苓18g，枸杞子12g，熟地黄12g，紫河车1具，鹿角1斤（熬膏），龟甲24g（熬膏），牡丹皮6g。每服四钱，早晨开水送下。

西医治疗原则及方法（4分）：①休息。②抗结核化学药物治疗：原则为早期、联合、适量、规律和全程使用敏感药物；常用药包括第一线杀菌药物异烟肼、利福平、链霉素、吡嗪酰胺，第二线抑菌药物乙胺丁醇、对氨基水杨酸钠。③对症治疗：盗汗睡前服阿托品，剧烈咳嗽时服喷托维林或可待因，痰中带血用维生素K、卡巴克络等。

病案(例)摘要6：

崔某，男，35岁。2015年5月25日初诊。

患者于2010年2月15日无明显原因出现突然跌倒，意识丧失，牙关紧闭，口吐白沫，喉间痰鸣，四肢抽搐，发作时间持续1~2分钟，唤醒后，嗜睡无力。此后发作次数逐渐增多，每次发作症状与上述相似，来求系统诊治。

查体：T：36.4℃，P：80次/分，R：16次/分，BP：120/80mmHg。反应迟钝，精神不佳。舌苔白腻，脉弦滑。

辅助检查：头颅CT正常，脑电图广泛中度异常。

要求：根据上述摘要，在答题卡上完成书面分析。

【参考答案】

中医疾病诊断（2分）：痫证。

中医证候诊断（2分）：阳痫。

西医诊断（2分）：癫痫。

西医诊断依据（4分）：①突然跌倒，意识丧失，四肢抽搐，发作时间持续1~2分钟，唤醒后，嗜睡无力。反复发作。②反应迟钝，精神不佳。③头颅CT正常，脑电图广泛中度异常。

中医治法（2分）：急以开窍醒神，继以泻热涤痰息风。

方剂（2分）：黄连解毒汤合定痫丸加减。

药物组成、剂量及煎服法（2分）：黄连9g，黄芩6g，黄柏9g，栀子9g，明天麻3g，川贝母3g，半夏3g，茯苓3g，伏神3g，胆南星15g，石菖蒲15g，全蝎15g，僵蚕15g，琥珀15g，陈皮21g，远志21g，丹参6g，麦冬6g，朱砂15g（水飞），人参9g。七剂，水煎服。日一剂，早晚分服。

西医治疗原则及方法（4分）：①药物控制：苯妥英钠、卡马西平。②神经外科治疗：手术。

病案(例)摘要7：

华某，女，45岁，已婚，工人。2015年2月11日初诊。

患者中上腹疼痛反复发作3年，未系统治疗。现症：胃脘隐痛，喜温喜按，食后胀满痞闷，神疲乏力，纳呆，大便稀溏。

查体：T：36.1℃，P：80次/分，R：19次/分，BP：110/60mmHg。形体消瘦，腹软，剑突下轻压痛，无肌紧张及反跳痛，墨菲征（-）。舌质淡红，苔薄白，脉沉细。

辅助检查：大便常规：隐血（-）。胃镜示：胃黏膜呈淡红色，黏膜变薄，黏膜血管暴露。快速尿素酶实验（-）。腹部B超：肝胆、脾、胰、双肾未见异常。

要求：根据上述摘要，在答题卡上完成书面分析。

【参考答案】

中医疾病诊断（2分）：胃痛。

中医证候诊断（2分）：脾胃虚弱证。

西医诊断（2分）：慢性胃炎。

西医诊断依据（4分）：①中上腹疼痛反复发作史。②形体消瘦，腹软，剑突下轻压痛，无肌紧张及反跳痛，墨菲征（-）。③大便常规：隐血（-）。胃镜示胃黏膜呈淡红色，黏膜变薄，黏膜血管暴露。快速尿素酶实验（-）。腹部B超：肝胆、脾、胰、双肾未见异常。

中医治法（2分）：健脾益气，温中和胃。

方剂（2分）：四君子汤加减。

药物组成、剂量及煎服法（2分）：人参9g，白术9g，茯苓9g，甘草6g，黄芪9g，大枣1枚。三剂，水煎服。日一剂，早晚分服。

西医治疗原则及方法（4分）：①根除幽门螺杆菌。②不良症状的治疗：食后胀满痞闷给予胃动力药（胃复安、吗丁啉、西沙必利）；胃脘隐痛用抑酸分泌药（H_2受体拮抗剂，如 H_2RA；质子泵抑制剂，如 PPI）或碱性抗酸药。③胃黏膜保护药：胶态次枸橼酸铋、硫糖铝。

病案(例)摘要8：

焦某，女，38岁，已婚，工人。2016年3月12日初诊。

患者1周前因连续加班，出现尿急，尿痛，尿频，小腹及腰部疼痛。现症：小便频数，灼热刺痛，色黄赤，小腹拘急胀痛，口苦，大便秘结。

查体：T：38.9℃，P：98次/分，R：18次/分，BP：120/80mmHg。双肾区叩痛（+）。舌质红，苔薄黄腻，脉滑数。

辅助检查：血常规：白细胞12×10^9/L，中性粒细胞75%。尿常规：白细胞15~30个/高倍视野，红细胞5~10个/高倍视野，尿蛋白（+）。尿培养：菌落计数$\geq 10^5$/mL。

要求：根据上述摘要，在答题卡上完成书面分析。

【参考答案】

中医疾病诊断（2分）：淋证。

中医证候诊断（2分）：膀胱湿热证。

西医诊断（2分）：尿路感染（急性肾盂肾炎）。

西医诊断依据（4分）：①尿急，尿痛，尿频，小腹及腰部疼痛。②高热，双肾区叩痛（+）。③血常规：白细胞总数、中性粒细胞增多。尿常规：白细胞15~30个/高倍视野，红细胞5~10个/高倍视野，尿蛋白（+）。尿培养：菌落计数≥10^5/mL。

中医治法（2分）：清热利湿通淋。

方剂（2分）：八正散加减。

药物组成、剂量及煎服法（2分）：车前子9g（包煎），瞿麦9g，萹蓄9g，滑石9g（先煎），山栀子仁9g，甘草9g，木通9g，大黄9g。三剂，水煎服。日一剂，早晚分服。

西医治疗原则及方法（4分）：①一般治疗：休息，多饮水，勤排尿。②碱化尿液：碳酸氢钠。③抗菌治疗：磺胺类（如复方磺胺甲噁唑）或喹诺酮类（环丙沙星）。

病案(例)摘要9：

辛某，男，60岁，已婚，经理。2015年3月11日初诊。

患者高血压史二十余年，近5年稍劳则感心悸、气急，甚则夜间不能平卧。近日饮食稍减，上述症状突然加重来诊。现症：心悸不宁，胸闷气短，夜间不得平卧，伴阵咳，呼吸急促，咳吐泡沫痰，面肢浮肿，脘痞腹胀，形寒肢冷，小便短少，大便溏泻。

查体：T：36.8℃，P：120次/分，R：24次/分，BP：130/70mmHg。端坐呼吸，两肺底细湿啰音，心浊音界向左下扩大，心率120次/分，律齐。舌淡苔白，脉沉弱。

辅助检查：心电图示：窦性心动过速，T波低平。X线胸片示：心影增大，两肺淤血征象。

要求：根据上述摘要，在答题卡上完成书面分析。

【参考答案】

中医疾病诊断（2分）：心悸。

中医证候诊断（2分）：阳虚水泛证。

西医诊断（2分）：心力衰竭（慢性心力衰竭）。

西医诊断依据（4分）：①患者有高血压史二十余年。②心悸、气急，夜间不能平卧。③端坐呼吸，两肺底细湿啰音，心浊音界向左下扩大，心率120次/分。④心电图示：窦性心动过速，T波低平。X线胸片示：心影增大，两肺淤血征象。

中医治法（2分）：温阳利水。

方剂（2分）：参附汤、五苓散合葶苈大枣泻肺汤、丹参饮加减。

药物组成、剂量及煎服方法（2分）：人参12g，附子9g（先煎），猪苓9g，泽泻15g，白术9g，茯苓9g，桂枝6g，葶苈子9g，大枣4枚，丹参30g，檀香4.5g，砂仁4.5g（后下）。三剂，水煎服。日一剂，早晚分服。

西医治疗原则及方法（4分）：①一般治疗：控制高血压，改善生活方式。②药物治疗：抑制神经内分泌激活：ACEI、β受体阻滞剂；改善血流动力学：利尿剂等。③非药物治疗：心脏再同步化治疗等。④手术治疗。

病案(例)摘要10：

王某，男，62岁，已婚，工人。2015年11月19日初诊。

患者既往有慢性支气管炎病史，反复发作，每到冬季加重，间断治疗。一周前因天气变冷出现呼吸困难、咳嗽、吐痰加剧，口服抗生素治疗。现症：喘息咳逆，呼吸急促，胸部胀闷，痰多稀薄而带泡沫，色白，头痛，恶寒，无汗。

查体：T：38.2℃，P：96次/分，R：24次/分，BP：140/80mmHg。桶状胸，触诊双侧语颤减弱，叩诊呈过清音，听诊呼吸音减弱，呼气延长。两肺底可闻及湿性啰音。心率96次/分，律齐，未闻及杂音。舌淡暗，苔薄白而滑，脉浮紧。

辅助检查：血常规：白细胞 15.8×10^9/L，中性粒细胞82%。X线胸片：双肺野透亮度增加，纹理增粗。肺功能检查：使用支气管扩张剂后，FEV_1/FVC 为65%，肺总量和残气量增高。

要求：根据上述摘要，在答题卡上完成书面分析。

【参考答案】

中医疾病诊断（2分）：喘证。

中医证候诊断（2分）：风寒壅肺证。

西医诊断（2分）：慢性阻塞性肺疾病。

西医诊断依据（4分）：①患者有慢性支气管炎病史。②因天气变冷出现呼吸困难、咳嗽、吐痰加剧。③桶状胸，触诊双侧语颤减弱，叩诊呈过清音，听诊呼吸音减弱，呼气延长。两肺底可闻及湿性啰音。④血常规：白细胞总数、中性粒细胞增多。X线胸片：双肺野透亮度增加，纹理增粗。肺功能检查：使用支气管扩张剂后，FEV_1/FVC 为65%，肺总量和残气量增高。

中医治法（2分）：宣肺散寒。

方剂（2分）：麻黄汤合华盖散加减。

药物组成、剂量及煎服法（2分）：麻黄9g，桂枝6g，杏仁9g，甘草3g，紫苏子6g，赤茯苓6g，桑白皮6g，陈皮6g。三剂，水煎服。日一剂，早晚分服。

西医治疗原则及方法（4分）：①住院治疗。②支气管扩张剂：$β_2$肾上腺素受体激动剂（短效制剂如沙丁胺醇气雾剂、长效制剂如沙美特罗等）、抗胆碱能药（短效制剂如异丙托溴铵气雾剂、长效制剂如噻托溴铵）、茶碱类（茶碱缓释或控释片、氨茶碱）。③应用抗生素：头孢曲松钠。④应用糖皮质激素：口服泼尼松龙或静脉给予甲泼尼龙。

病案(例)摘要11：

梁某，女，45岁，已婚，工人。2015年4月5日初诊。

患者2周前自觉恶心，乏力，食欲减退，并逐渐出现皮肤、巩膜及小便发黄，遂来就诊。现症：身目发黄，色泽鲜明，口干苦，恶心，厌油，头身困重，胸脘痞满，大便干。

查体：T：36.6℃，P：95次/分，R：16次/分，BP：115/70mmHg。神清，面黄鲜明，巩膜及全身皮肤黄染，肝肋下2cm可及，质软，轻压痛，肝区叩痛（+）。舌苔黄腻，脉弦滑数。

辅助检查：肝功能：丙氨酸氨基转移酶（ALT）320U/L，天门冬氨酸氨基转移酶（AST）240U/L，总胆红素52μmol/L，结合胆红素23μmol/L。HBsAg阳性，HBeAg阳性，抗-HBc阳性。

要求：根据上述摘要，在答题卡上完成书面分析。

【参考答案】

中医疾病诊断（2分）：黄疸。

中医证候诊断（2分）：阳黄。

西医诊断（2分）：病毒性肝炎（急性黄疸型肝炎）。

西医诊断依据（4分）：①恶心，乏力，食欲减退，皮肤、巩膜及小便发黄。②面黄鲜明，巩膜及全身皮肤黄染，肝肋下2cm可及，质软，轻压痛，肝区叩痛（+）。③肝功能：ALT、AST、总胆红素、结合胆红素均升高。HBsAg阳性，HBeAg阳性，抗-HBc阳性。

中医治法（2分）：清热解毒，利湿退黄。

方剂（2分）：茵陈蒿汤合甘露消毒丹加减。

药物组成、剂量及煎服法（2分）：茵陈18g，栀子12g，大黄6g，飞滑石15g（先煎），淡黄芩10g，石菖蒲6g，川贝母5g，木通5g，藿香4g，连翘4g，白蔻仁4g，薄荷4g（后下），射干4g。三剂，水煎服。日一剂，早晚分服。

西医治疗原则及方法（4分）：①一般治疗：清淡饮食，进食易消化食物，补充维生素、热量。②病原治疗：急性肝炎一般为自限性，多可完全康复，一般不用抗病毒治疗。③对症治疗：非特异性护肝药（维生素类、还原型谷胱甘肽、肝泰乐等）；降酶药（甘草甜素、联苯双酯、苦参碱等）；退黄药物（丹参注射液、苯巴比妥等）。

病案(例)摘要12：

郑某，女，66岁，农民。2016年4月4日初诊。

反复关节肿痛十余年，加重伴关节变形2年，未系统治疗。现症：关节肿痛变形，屈伸受限，肌肉刺痛，痛处不移，肌肤紫暗，面色黧黑，肘关节处可触及皮下结节，肢体顽麻。

查体：精神疲乏，双膝关节肿胀，压痛明显；双腕关节、双手掌指关节、近端指间关节肿痛，关节变形，活动受限，双肘关节尺骨鹰嘴下方可触及皮下结节，四肢皮肤可见散在皮下色素沉着。舌暗红有瘀点，苔薄白，脉弦涩。

辅助检查：类风湿因子448IU/mL，血沉21mm/h，C反应蛋白2.68mg/dL。双手正位X线片：双腕关节间隙狭窄，双腕、手关节骨质疏松，部分关节面模糊不清。

要求：根据上述摘要，在答题卡上完成书面分析。

【参考答案】

中医疾病诊断（2分）：痹证。

中医证候诊断（2分）：痰瘀互结，经脉痹阻证。

西医诊断（2分）：类风湿关节炎。

西医诊断依据（4分）：①反复关节肿痛十余年，加重伴关节变形2年。②关节肿痛变形，屈伸受限。③双肘关节尺骨鹰嘴下方可触及皮下结节，四肢皮肤可见散在皮下色素沉着。④类风湿因子阳性，血沉增快，C反应蛋白增高。双手正位X线片：双腕关节间隙狭窄，双腕、手关节骨质疏松，部分关节面模糊不清。

中医治法（2分）：活血化瘀，祛痰通络。

方剂（2分）：身痛逐瘀汤合指迷茯苓丸加减。

药物组成、剂量及煎服法（2分）：秦艽3g，川芎6g，桃仁9g，红花9g，甘草6g，羌活3g，没药6g，当归9g，五灵脂6g（包煎），香附3g，牛膝9g，地龙6g，茯苓6g，枳壳3g，半夏12g，风化朴硝1g。三剂，水煎服。日一剂，早晚分服。

西医治疗原则及方法（4分）：①药物治疗：非甾体抗炎药（布洛芬、萘普生、吲哚美辛等）；改善病情抗风湿药（甲氨蝶呤、青霉胺、雷公藤总苷等）；糖皮质激素。②外科手术治疗：关节置换和滑膜切除术。

病案(例)摘要 13：

白某，男，33 岁，已婚，工人。2015 年 10 月 13 日初诊。

患者 2 天前出现发热，恶风，鼻塞，咳嗽，自服感冒药、止咳化痰药物，症状不减。近日咳嗽，咳痰加重来诊。现症：咳嗽频剧，气促，痰黄稠，咳吐不爽，口微渴，恶寒，发热重，恶寒轻，头痛，鼻塞。

查体：T：39℃，P：100 次/分，R：22 次/分，BP：120/75mmHg。面红，右下肺叩诊实音，听诊呼吸音减低，可闻及湿啰音。舌边尖红，苔薄白，脉浮数。

辅助检查：血常规：白细胞 12×10^9/L，中性粒细胞 80%。胸部 X 线片示：右下肺片状浸润阴影。

要求：根据上述摘要，在答题卡上完成书面分析。

【参考答案】

中医疾病诊断（2分）：咳嗽。

中医证候诊断（2分）：邪犯肺卫证。

西医诊断（2分）：肺炎（肺炎链球菌肺炎）。

西医诊断依据（4分）：①患者上呼吸道感染2天。②发热、咳嗽、咳痰。③面红，右下肺叩诊实音，听诊呼吸音减低，可闻及湿啰音。④血常规：白细胞总数、中性粒细胞增多。胸部X线片示：右下肺片状浸润阴影。

中医治法（2分）：疏风清热，宣肺止咳。

方剂（2分）：桑菊饮加减。

药物组成、剂量及煎服法（2分）：桑叶7.5g，菊花3g，连翘5g，薄荷2.5g（后下），苦桔梗6g，生甘草2.5g，苇根6g。三剂，水煎服。日一剂，早晚分服。

西医治疗原则及方法（4分）：①一般治疗：注意休息，保持室内空气流通，注意消毒隔离，高蛋白饮食，鼓励饮水，监测神志、体温、呼吸、心率、血压及尿量等，防止休克。②病因治疗：首选青霉素G。③支持疗法：适当用止咳化痰药，可酌情给予小剂量可待因，予祛痰剂祛痰；可用物理降温，或服用阿司匹林、扑热息痛等解热镇痛药。④局部治疗：将抗菌药物和液体混合雾化吸入。

病案(例)摘要14：

李某，男，66岁，已婚，干部。2016年3月1日初诊。

患者近2年来经常出现胃脘疼痛，初发时表现为胀痛，部位不固定，未予重视，后逐步呈针刺样痛，固定于剑突下，伴有泛酸，嗳气，服用法莫替丁疼痛可缓解，但病情反复。近3天来症状加重，遂来就诊。现症：胃痛如刺，痛处固定，汗出。

查体：T：37.0℃，P：67次/分，R：16次/分，BP：120/70mmHg。腹平软，剑突下有压痛，无反跳痛及肌紧张，肝脾肋下未及，未触及包块。移动性浊音（-）。舌质紫暗，脉涩。

辅助检查：胃镜：胃窦部见1.5cm×1.5cm溃疡，幽门螺杆菌（+）。腹部B超：肝胆胰脾未见异常。

要求：根据上述摘要，在答题卡上完成书面分析。

【参考答案】

中医疾病诊断（2分）：胃脘痛。

中医证候诊断（2分）：瘀血停胃证。

西医诊断（2分）：消化性溃疡（胃溃疡）。

西医诊断依据（4分）：①胃痛2年，初为胀痛，后逐步呈针刺样痛，固定于剑突下，伴有泛酸，嗳气，服用法莫替丁疼痛可缓解。②剑突下有压痛，无反跳痛及肌紧张，肝脾肋下未及，未触及包块。移动性浊音（-）。③胃镜：胃窦部见1.5cm×1.5cm溃疡，幽门螺杆菌（+）。

中医治法（2分）：活血化瘀，通络和胃。

方剂（2分）：活络效灵丹合丹参饮加减。

药物组成、剂量及煎服法（2分）：当归15g，丹参15g，乳香15g，没药15g，檀香3g，砂仁3g（后下）。三剂，水煎服。日一剂，早晚分服。

西医治疗原则及方法（4分）：①一般治疗：生活有规律，避免过度劳累，精神放松，定时定量进餐，忌辛辣食物，戒烟，避免服用对胃肠黏膜有损害的药物。②根除幽门螺杆菌：三联疗法、四联疗法。③抗酸药物治疗：H_2受体拮抗剂（西咪替丁、雷尼替丁等）、质子泵抑制剂（奥美拉唑、兰索拉唑等）。④保护胃黏膜（硫糖铝、胶体次枸橼酸铋等）。

病案(例)摘要15：

方某，男，55岁，已婚，干部。2015年12月7日初诊。

患者糖尿病5年，3年前间歇出现头痛，测血压增高，最高达160/96mmHg。现症：头痛，痛有定处，固定不移。头晕阵作，心前区痛，偏身麻木。

查体：T：36.5℃，P：75次/分，R：16次/分，BP：165/95mmHg。神清，口唇发绀，心率75次/分，律齐，各瓣膜区未闻及杂音，两肺呼吸音清，腹软，舌紫，脉弦细涩。

辅助检查：心电图示：窦性心律，左室高电压。尿常规：未见异常。

要求：根据上述摘要，在答题卡上完成书面分析。

【参考答案】

中医疾病诊断（2分）：头痛。

中医证候诊断（2分）：瘀血阻窍证。

西医诊断（2分）：原发性高血压。

西医诊断依据（4分）：①患者有糖尿病史5年。②头痛，BP 165/95mmHg。③口唇发绀，心率75次/分，律齐，各瓣膜区未闻及杂音，两肺呼吸音清，腹软。④心电图示：窦性心律，左室高电压。尿常规未见异常。

中医治法（2分）：活血化瘀。

方剂（2分）：通窍活血汤加减。

药物组成、剂量及煎服法（2分）：赤芍3g，川芎3g，桃仁9g，红花9g，老葱6g，鲜姜9g，红枣5g，麝香0.15g，黄酒250g。三剂，水煎服。日一剂，早晚分服。

西医治疗原则及方法（4分）：

（1）治疗原则：①改善生活行为：减轻体重，减少钠盐、脂肪摄入，补充钙和钾盐，戒烟，限制饮酒，增加运动。②开始用降压药物治疗。③控制血压至140/90mmHg以下。

（2）降压药物：①血管紧张素转换酶抑制剂：卡托普利、依那普利等。②血管紧张素Ⅱ受体拮抗剂：氯沙坦、缬沙坦、伊贝沙坦等。

病案(例)摘要16：

古某，男，48岁。2016年2月28日初诊。

患者1周前与人争执后出现胸闷不适。近日夜间每因胸痛而醒，胸痛较剧，呈刺痛，持续10分钟左右，舌下含服硝酸甘油可缓解。现症：胸痛较剧，如刺如绞，痛有定处，入夜加重，伴有胸闷。有吸烟史10年，既往有"血脂异常症"3年。

查体：T：36.8℃，P：78次/分，R：18次/分，心界不大，心率78次/分，律齐，各瓣膜区未闻及杂音。舌质紫暗，舌下络脉青紫迂曲，脉弦涩。

辅助检查：心电图示：窦性心律，$V_1 \sim V_4$导联ST段压低0.1mV，T波低平。肌钙蛋白Ⅰ（-）。

要求：根据上述摘要，在答题卡上完成书面分析。

【参考答案】

中医疾病诊断（2 分）：胸痹。

中医证候诊断（2 分）：心血瘀阻证。

西医诊断（2 分）：冠状动脉粥样硬化性心脏病（心绞痛）。

西医诊断依据（4 分）：①患者有血脂异常症、吸烟史。②情绪激动后胸闷不适。胸痛呈刺痛，持续 10 分钟左右，舌下含服硝酸甘油可缓解。各瓣膜区未闻及杂音。③心电图示：窦性心律，$V_1 \sim V_4$ 导联 ST 段压低 0.1mV，T 波低平。肌钙蛋白 I（-）。

中医治法（2 分）：活血化瘀，通脉止痛。

方剂（2 分）：血府逐瘀汤加减。

药物组成、剂量及煎服法（2 分）：桃仁 12g，红花 9g，当归 9g，生地黄 9g，川芎 4.5g，赤芍 6g，牛膝 9g，桔梗 4.5g，柴胡 3g，枳壳 6g，甘草 6g。三剂，水煎服。日一剂，早晚分服。

西医治疗原则及方法（4 分）：①立刻休息。②药物治疗：硝酸甘油可用 0.3～0.6mg，置于舌下；硝酸异山梨酯可用 5～10mg，舌下含化。

病案(例)摘要 17：

田某，男，55 岁，自由职业。2016 年 3 月 17 日初诊。

患者平素嗜食烟酒，肥甘厚味。近半年来，口干多饮，多食易饥，乏力，肌肉酸胀，四肢沉重，胸闷腹胀，困倦。

查体：T：36.8℃，P：78 次/分，R：16 次/分，BP：130/70mmHg。形体肥胖，舌质暗，苔厚腻，脉滑。

辅助检查：空腹血糖 9.1mmol/L，餐后 2 小时血糖 12.1mmol/L，糖化血红蛋白 8.2%。

要求：根据上述摘要，在答题卡上完成书面分析。

【参考答案】

中医疾病诊断（2分）：消渴。

中医证候诊断（2分）：痰瘀互结证。

西医诊断（2分）：糖尿病。

西医诊断依据（4分）：①患者平素嗜食烟酒，肥甘厚味。②口干多饮，多食易饥，乏力。③形体肥胖。④空腹血糖9.1mmol/L，餐后2小时血糖12.1mmol/L，糖化血红蛋白8.2%。

中医治法（2分）：活血化瘀祛痰。

方剂（2分）：平胃散合桃红四物汤加减。

药物组成、剂量及煎服法（2分）：苍术120g，厚朴90g，陈橘皮60g，甘草30g，生姜2片，大枣2枚，桃仁9g，红花6g，当归9g，川芎6g，白芍9g，熟地黄15g。三剂，水煎服。日一剂，早晚分服。

西医治疗原则及方法（4分）：①饮食治疗：补充足够的热量，合理分配碳水化合物、蛋白质、脂肪，每日三餐分配为1/5、2/5、2/5或1/3、1/3、1/3。②口服药治疗：双胍类，多用二甲双胍。③若口服药治疗无效则用胰岛素治疗。

病案(例)摘要18：

张某，男，45岁，已婚，工人。2015年12月6日初诊。

患者近年来逐渐出现怕热多汗，以胸前、后背和腋下明显，伴有兴奋失眠，烦躁易怒，心悸胸闷，胁腹痛，食欲增加，腹胀，大便次数增多，体重2年内减轻10kg。

查体：T：37.5℃，P：105次/分，R：20次/分，BP：155/65mmHg。神清，营养不良，眼裂增宽，双侧甲状腺中度肿大，听诊有血管杂音，心界不大，心率105次/分，心律不齐，心尖区可闻及收缩期杂音，两肺呼吸音清，腹软。舌质淡红，舌苔白腻，脉弦滑。

辅助检查：心电图示：房性早搏，ST-T段改变。

要求：根据上述摘要，在答题卡上完成书面分析。

【参考答案】

中医疾病诊断（2分）：瘿病。

中医证候诊断（2分）：气滞痰凝证。

西医诊断（2分）：甲状腺功能亢进症。

西医诊断依据（4分）：①怕热多汗，低热，兴奋失眠，烦躁易怒，心悸胸闷，食欲增加，体重减轻。②眼裂增宽，双侧甲状腺中度肿大，听诊有血管杂音，心率增快，心律不齐，血压升高，心尖区可闻及收缩期杂音。③心电图示：房性早搏，ST-T段改变。

中医治法（2分）：疏肝理气，化痰散结。

方剂（2分）：逍遥散合二陈汤加减。

药物组成、剂量及煎服法（2分）：甘草4.5g，当归9g，茯苓9g，芍药9g，白术9g，柴胡9g，半夏15g，橘红15g。三剂，水煎服。日一剂，早晚分服。

西医治疗原则及方法（4分）：①一般治疗：高热量、高蛋白质、高维生素和低碘饮食；精神放松；休息，避免重体力活动。②药物治疗：首选硫脲嘧啶类，常用甲巯咪唑（他巴唑）、丙基硫氧嘧啶、卡比马唑和甲基硫氧嘧啶；辅助药物为普萘洛尔、碘剂及甲状腺制剂。③手术治疗：甲状腺次全切除。④放射性^{131}I治疗。

病案(例)摘要19：

路某，女，53岁，已婚，会计。2017年12月1日初诊。

2天前无明显诱因出现腹胀、腹痛，伴恶心呕吐，肛门排气减少，无排便。自服药物效果差，患者症状无缓解，现腹痛阵作，腹胀，偶有呕吐，肛门少量排气，无剖宫产术史。

查体：腹部膨隆，全腹压痛，无反跳痛，肝脾肋下未及，Murphy征（-），无移动性浊音，肠鸣音活跃，有气过水声。舌质淡红，苔薄白，脉弦涩。

辅助检查：立位腹平片，小肠扩张，可见积气及气液平面。

要求：根据上述摘要，在答题卡上完成书面分析。

【参考答案】

中医疾病诊断（2分）：肠结。

中医证候诊断（2分）：气滞血瘀证。

西医诊断（2分）：肠梗阻。

西医诊断依据（4分）：①患者无剖宫产术史。②无明显诱因出现腹痛、呕吐、腹胀，肛门少量排气2天。③腹部膨隆，全腹压痛，无反跳痛，肠鸣音活跃，有气过水声。④立位腹平片，小肠扩张，可见积气及气液平面。

中医治法（2分）：行气活血，通腑攻下。

方剂（2分）：桃仁承气汤加减。

药物组成、剂量及煎服法（2分）：桃仁12g，大黄12g，桂枝6g，甘草6g，芒硝6g（冲服）。三剂，水煎服。日一剂，早晚分服。

西医治疗原则及方法（4分）：（1）治疗原则：解除局部的梗阻和纠正因梗阻引起的全身生理紊乱。（2）非手术治疗：①禁食与胃肠减压。②纠正水、电解质紊乱及酸碱失衡：常用静脉输注葡萄糖等渗盐水，酌情补充必要的电解质。③防止感染和脓毒症：抗生素。④灌肠疗法：常用肥皂水500mL灌肠。⑤穴位注射阿托品，腹部推拿按摩等。（3）手术治疗：如应用非手术疗法病情不见好转，则采取手术治疗。

病案(例)摘要20:

王某,女,50岁,已婚,职员。2018年3月10日初诊。

患者6个月前经期淋雨涉水后,连月来出现月经紊乱,2017年10月份因出血量多行诊断性刮宫术,病理提示:"单纯性子宫内膜增生"。现月经停闭3个月后于2018年2月10日骤然暴下,色暗质稠,夹有血块,经来小腹胀痛,血块排出后痛减,持续10天后,淋漓不止,持续至今。

查体:T:36.8℃,P:90次/分,R:18次/分,BP:116/78mmHg。基础体温单相型。舌紫暗,苔薄白,脉涩。

辅助检查:血常规:血红蛋白82g/L,红细胞2.33×10^{12}/L。B超检查:子宫附件未见明显异常。经前诊刮病理提示:子宫内膜简单型增生过长。尿妊娠试验(阴性)。

要求:根据上述摘要,在答题卡上完成书面分析。

【参考答案】

中医疾病诊断（2分）：崩漏。

中医证候诊断（2分）：血瘀证。

西医诊断（2分）：排卵障碍性异常子宫出血（无排卵性异常子宫出血）。

西医诊断依据（4分）：①6个月前经期淋雨涉水后出现月经紊乱。②月经停闭3个月后骤然暴下，淋漓不止。③基础体温单相型。④血常规检查示贫血。B超检查示子宫附件未见明显异常。经前诊刮病理提示子宫内膜简单型增生过长。尿妊娠试验（阴性）。

中医治法（2分）：活血化瘀，止血调经。

方剂（2分）：桃红四物汤合失笑散。

药物组成、剂量及煎服法（2分）：桃仁9g，红花6g，当归9g，川芎6g，白芍9g，熟地黄15g，五灵脂6g（包煎），蒲黄6g（包煎）。三剂，水煎服。日一剂，早晚分服。

西医治疗原则及方法（4分）：①治疗原则：止血、调整周期、减少经量、防止子宫内膜病变。②一般治疗：补充铁剂、维生素C、蛋白质，给予抗生素预防感染，加强营养，避免过劳，保证充分休息。③药物治疗：止血（雄激素）；调整月经周期（雌、孕激素联合法，后半周期疗法）。④手术治疗：子宫内膜切除术、子宫切除术。

病案(例)摘要 21:

王某,女,26 岁,已婚,无业。2018 年 3 月 1 日初诊。

患者平素月经正常,于 2018 年 2 月 24 日因"巨大儿,胎膜早破"行剖宫产,术中出血不多。2 天前突然出现高热寒战,小腹疼痛拒按,肛门坠胀,恶露量少,色紫暗如败酱,有臭气。心烦口渴,尿少色黄,大便燥结。

查体:T:38.9℃,P:108 次/分,R:27 次/分,BP:112/76mmHg。神志清,急性面容。下腹部压痛(阳性),以右侧为甚。反跳痛(阳性),肌紧张。舌红,苔黄而干,脉数有力。

辅助检查:血常规:白细胞 16.9×10^9/L,中性粒细胞 88%,血清 C 反应蛋白升高。彩色超声提示:子宫增大,于子宫右后方可见包块。

要求:根据上述摘要,在答题卡上完成书面分析。

【参考答案】

中医疾病诊断（2分）：产后发热。

中医证候诊断（2分）：感染邪毒证。

西医诊断（2分）：产褥感染。

西医诊断依据（4分）：①行剖宫产术后2天，出现高热寒战，小腹疼痛拒按，异常恶露。②右下腹部压痛（阳性），反跳痛（阳性），肌紧张。③血常规示白细胞升高，中性粒细胞增多，血清C反应蛋白升高。彩色超声提示子宫增大，于子宫右后方可见包块。

中医治法（2分）：清热解毒，凉血化瘀。

方剂（2分）：五味消毒饮合失笑散加味。

药物组成、剂量及煎服法（2分）：金银花30g，野菊花12g，蒲公英12g，紫花地丁12g，紫背天葵子12g，五灵脂6g（包煎），蒲黄6g（包煎）。三剂，水煎服。日一剂，早晚分服。

西医治疗原则及方法（4分）：①支持疗法：加强营养，增强抵抗力，纠正电解质紊乱。②处理感染灶：清除宫腔残留物，脓肿切开引流，采取半卧位以利引流。③应用抗生素：短期加用肾上腺糖皮质激素。④手术治疗。

病案(例)摘要 22：

刘某，男，8 岁。2012 年 8 月 16 日初诊。

患儿 1 周前午后外出玩耍，下午出现低热、流涕、咳嗽、全身乏力等症状。未经治疗。昨日发热、咳嗽症状未见好转，伴食欲不振、恶心呕吐，面部浮肿，尿液呈鲜红色。现症：全身水肿，尿少色赤，咽喉肿痛，头身困重，脘痞纳呆，口渴口苦，心烦，大便秘结。

查体：T：37.6℃，P：80 次/分，R：20 次/分，BP：160/90mmHg。精神萎靡，双下肢指压痕阳性。舌红，苔黄腻，脉滑数。

辅助检查：尿常规：尿蛋白（++），红细胞 8~10 个/高倍视野。血常规：白细胞计数 5×10^9/L，血沉 112mm/L。肾功能：尿素氮 26.2mmol/L，血肌酐 400μmol/L。ASO：800U。

要求：根据上述摘要，在答题卡上完成书面分析。

【参考答案】

中医疾病诊断（2分）：水肿。

中医证候诊断（2分）：湿热内侵证。

西医诊断（2分）：急性肾小球肾炎。

西医诊断依据（4分）：①患儿有上呼吸道感染史。②发热、咳嗽，伴食欲不振、恶心呕吐、肾炎症状（水肿、血尿和高血压），双下肢指压痕阳性。③尿常规示蛋白尿、镜下血尿，血常规示血沉增快，肾功能检查示尿素氮和血肌酐增高，抗链球菌抗体检查示 ASO 滴度增高。

中医治法（2分）：清热利湿，凉血止血。

方剂（2分）：五味消毒饮合小蓟饮子加减。

药物组成、剂量及煎服法（2分）：金银花30g，野菊花12g，蒲公英12g，紫花地丁12g，紫背天葵子12g，生地黄9g，小蓟9g，滑石9g（先煎），木通9g，蒲黄9g（包煎），藕节9g，淡竹叶9g，当归9g，山栀子9g，甘草9g。三剂，水煎服。日一剂，早晚分服。

西医治疗原则及方法（4分）：①休息：2~3周。②饮食：限盐及限水，限制蛋白摄入，限制高钾食物。③防治感染：应用青霉素10~14天。④利尿：氢氯噻嗪。⑤降压：口服卡托普利、硝苯地平。

病案(例)摘要23:

宋某,男,35岁,干部。2015年7月19日初诊。

患者长期劳累,饮食不节,时觉中上腹胀痛不适,未予重视。昨晚饮酒后开始上腹部胀痛加重,持续不止,今晨腹痛移至右下腹,急来就诊。现症:右下腹痛,痛势剧烈,按之尤甚,腹胀,恶心纳差,大便秘结,小便短赤。

查体:T:39.2℃,P:110次/分,R:22次/分,BP:120/80mmHg。神清,心率110次/分,律齐,两肺呼吸音清,未闻及干、湿性啰音。右下腹麦氏点压痛(+),有反跳痛,腹肌紧张。舌红苔黄腻,脉弦数。

辅助检查:血常规:白细胞总数13.5×10^9/L,中性粒细胞85%。

要求:根据上述摘要,在答题卡上完成书面分析。

【参考答案】

中医疾病诊断（2分）：肠痈。

中医证候诊断（2分）：湿热证。

西医诊断（2分）：急性阑尾炎。

西医诊断依据（4分）：①上腹部胀痛加重，持续不止，腹痛移至右下腹。②高热，心率增快，律齐，两肺呼吸音清，未闻及干、湿性啰音。右下腹麦氏点压痛（+），有反跳痛，腹肌紧张。③血常规：白细胞总数、中性粒细胞增多。

中医治法（2分）：通腑泄热，利湿解毒。

方剂（2分）：大黄牡丹汤合红藤煎剂加败酱草、白花蛇舌草、蒲公英。

药物组成、剂量及煎服法（2分）：大黄12g，牡丹皮3g，桃仁9g，冬瓜仁30g，芒硝9g（冲服），红藤6g，地丁草3g，乳香9g，没药9g，连翘12g，延胡索6g，甘草3g，金银花12g，败酱草6g，白花蛇舌草6g，蒲公英6g。三剂，水煎服。日一剂，早晚分服。

西医治疗原则及方法（4分）：①手术治疗：阑尾切除术。②对症治疗：若有脓液，则进行腹腔引流。③调护：卧床休息、清淡饮食，养成良好的排便习惯，避免饮食不节及食后剧烈运动。

病案(例)摘要 24：

刘某，男，8 岁。2015 年 7 月 18 日初诊。

患儿今晨起在室外玩耍汗出后，进入空调室内纳凉，并喝冰镇冷饮 1 瓶，1 小时后，脐周痛甚，肠鸣，恶心，大便初干后稀，呈水样夹有泡沫便，下午来院就诊。现症：大便清稀，无脓血，伴发热，头痛，流清涕，小便正常。

查体：T：37.8℃，P：90 次/分，R：20 次/分。神志清，皮肤弹性可，心肺未闻及杂音。剑突下及脐周压痛，麦氏点压痛（－）。舌质淡，苔薄白，脉浮紧。

辅助检查：血常规：白细胞 7.9×10^9/L，中性粒细胞 71%，淋巴细胞 27%。红细胞 2~3 个/高倍视野，脂肪球（＋＋）。

要求：根据上述摘要，在答题卡上完成书面分析。

【参考答案】

中医疾病诊断（2分）：小儿泄泻。

中医证候诊断（2分）：风寒泻。

西医诊断（2分）：小儿腹泻病。

西医诊断依据（4分）：①患儿受凉、饮冷后脐周痛甚，肠鸣，恶心，大便初干后稀，呈水样夹有泡沫便。剑突下及脐周压痛，麦氏点压痛（-）。②血常规检查显示无异常。红细胞2~3个/高倍视野，脂肪球（++）。

中医治法：疏风散寒，化湿和中。

方剂（2分）：藿香正气散加减。

药物组成、剂量及煎服法（2分）：大腹皮3g，白芷3g，紫苏3g，茯苓3g，半夏曲6g，白术6g，陈皮6g，厚朴6g，苦桔梗6g，藿香9g，甘草6g。三剂，水煎服。日一剂，早晚分服。

西医治疗原则及方法（4分）：①饮食疗法：采用半流质易消化饮食，然后恢复正常饮食。②液体疗法：纠正水、电解质紊乱及酸碱失衡，可口服补液盐。③药物治疗：选用微生态制剂（双歧杆菌、嗜乳酸杆菌等菌制剂）和肠黏膜保护剂（如蒙脱石粉），补锌。

病案(例)摘要 25：

章某，男，72 岁，已婚，退休工人。2016 年 8 月 19 日初诊。

患者半年前始出现小便频数不爽，滴沥不尽，尿少热赤，伴有神疲乏力，头晕耳鸣，五心烦热，腰膝酸软，咽干口燥。

查体：形体消瘦，手足心热。直肠指诊：前列腺如鹅卵大，质地硬韧，中央沟消失。舌红，苔薄黄，脉细数。

辅助检查：B 超示前列腺Ⅲ度增大，回声均匀，膀胱残余尿量 60mL。

要求：根据上述摘要，在答题卡上完成书面分析。

【参考答案】

中医疾病诊断（2分）：精癃。

中医证候诊断（2分）：肾阴亏虚证。

西医诊断（2分）：良性前列腺增生症。

西医诊断依据（4分）：①小便频数不爽，滴沥不尽。②直肠指诊：前列腺如鹅卵大，质地硬韧，中央沟消失。③B超示前列腺Ⅲ度增大，回声均匀，膀胱残余尿量60mL。

中医治法（2分）：滋补肾阴，清利小便。

方剂（2分）：知柏地黄丸加减。

药物组成、剂量及煎服法（2分）：知母6g，黄柏6g，熟地黄24g，山萸肉12g，干山药12g，泽泻9g，牡丹皮9g，茯苓9g。炼蜜为丸，每服6g，温开水送下。

西医治疗原则及方法（4分）：①一般治疗：戒烟禁酒，忌食辛辣，避免受凉，预防感染，保持心态平和，多饮水，不憋尿。②药物治疗：5α-还原酶抑制剂（非那雄胺）、α受体阻滞剂（特拉唑嗪、阿夫唑嗪、坦索罗辛）、植物药（太得恩）。③手术治疗（经耻骨上前列腺摘除术等）。④其他治疗：激光治疗等。

病案(例)摘要 26：

张某，女，7 岁。2016 年 10 月 10 日初诊。

患儿 3 天前出现双下肢皮疹，逐渐加重。现见双下肢及臀部较密集红色瘀点、瘀斑，色泽鲜艳，压之不褪色，伴瘙痒，有阵发性腹痛，舌质红，苔黄，脉数有力。

查体：T：36.8℃，P：90 次/分，R：22 次/分。双下肢及臀部皮肤可见较密集红色瘀点、瘀斑，呈对称性分布。心肺听诊（-），腹软，肝脾未触及，无明显压痛，肠鸣音活跃。舌质红，苔黄，脉数有力。

辅助检查：血常规：白细胞 $9.0 \times 10^9/L$，中性粒细胞 69%，淋巴细胞 28%，血小板 $180 \times 10^9/L$。

要求：根据上述摘要，在答题卡上完成书面分析。

【参考答案】

中医疾病诊断（2分）：紫斑。

中医证候诊断（2分）：血热妄行证。

西医诊断（2分）：过敏性紫癜。

西医诊断依据（4分）：①双下肢及臀部较密集红色瘀点、瘀斑，呈对称性分布，伴瘙痒，腹痛。心肺听诊（-），腹软，肝脾未触及，无明显压痛，肠鸣音活跃。②血常规检查无异常。

中医治法（2分）：清热解毒，凉血化斑。

方剂（2分）：犀角地黄汤加减。

药物组成、剂量及煎服法（2分）：犀角30g（水牛角代，先煎），生地黄24g，芍药12g，牡丹皮9g。三剂，水煎服。日一剂，早晚分服。

西医治疗原则及方法（4分）：①对症治疗：针对腹痛应用654-2、阿托品等解痉药物，限制粗糙饮食，应用大剂量维生素C、钙剂及抗组胺药降低过敏反应强度，缓解病人腹痛症状。②肾上腺皮质激素与免疫抑制剂：应用泼尼松，或甲基泼尼松龙。③抗凝治疗：阿司匹林、潘生丁。

病案(例)摘要 27：

徐某，女，3 岁。2016 年 12 月 1 日初诊。

患儿 10 天前出现发热，体温 38℃左右，咳嗽，气促，就诊于外院，静脉滴注青霉素 1 天，现仍咳嗽而来诊。现症：咳嗽无力，动则汗出，喉中痰鸣，时有低热，食欲不振，大便溏。

查体：T：36.6℃，P：115 次/分，R：25 次/分。面白少华，双肺听诊呼吸音粗糙，可闻及少许中、细湿啰音。舌质淡，苔薄白，脉细无力。

辅助检查：血常规：白细胞 12.6×10^9/L，中性粒细胞 73%，淋巴细胞 20%。胸部 X 线片：双肺纹理增粗，右肺可见散在斑片状阴影。

要求：根据上述摘要，在答题卡上完成书面分析。

【参考答案】

中医疾病诊断（2分）：肺炎喘嗽。

中医证候诊断（2分）：肺脾气虚证。

西医诊断（2分）：小儿肺炎。

西医诊断依据（4分）：①患儿发热、咳嗽、气促。②心率增快，面白少华，双肺听诊呼吸音粗糙，可闻及少许中细湿啰音。③血常规示白细胞总数、中性粒细胞增多。胸部X线片示双肺纹理增粗，右肺可见散在斑片状阴影。

中医治法（2分）：补肺健脾，益气化痰。

方剂（2分）：人参五味子汤加减。

药物组成、剂量及煎服法（2分）：人参3g，白术5g，白茯苓3g，五味子2g，麦冬3g，炙甘草3g。三剂，水煎服。日一剂，早晚分服。

西医治疗原则及方法（4分）：①抗生素治疗：首选青霉素或羟氨苄青霉素。②对症治疗：保持呼吸道通畅，及时清除鼻咽分泌物和吸痰，使用祛痰剂，雾化吸入；保证液体摄入量，有利于痰液排出。

病案(例)摘要 28：

常某，女，45岁，已婚，干部。2015年9月18日初诊。

患者既往有右上腹反复疼痛病史。2天前出现右上腹疼痛，逐渐加重，今晨起出现畏寒发热而前来就诊。现症：右上腹硬满灼痛，痛而拒按，不能进食，大便干燥，小便黄赤，四肢厥冷。月经史无异常。

查体：T：39.3℃，P：108次/分，R：25次/分，BP：110/60mmHg。神情淡漠，巩膜及皮肤黄染，上腹饱满，右上腹压痛，拒按，可触及肿大的胆囊，墨菲征阳性。舌质红绛，舌苔黄燥，脉弦数。

辅助检查：血常规：白细胞 21×10^9/L，中性粒细胞90%。肝功：血清总胆红素86μmol/L，间接胆红素36μmol/L，直接胆红素50μmol/L。B超：提示胆囊增大，胆囊壁增厚，不光滑。胆囊内多个强回声光团伴声影，胆总管扩张，远端梗阻。

要求：根据上述摘要，在答题卡上完成书面分析。

【参考答案】

中医疾病诊断（2分）：胆胀。

中医证候诊断（2分）：肝胆脓毒证。

西医诊断（2分）：胆石症。

西医诊断依据（4分）：①患者有右上腹反复疼痛病史。②高热。巩膜及皮肤黄染，上腹饱满，右上腹压痛，拒按，可触及肿大的胆囊，墨菲征阳性。③血常规：白细胞总数、中性粒细胞增多。肝功：血清总胆红素、间接胆红素、直接胆红素均增高。B超：提示胆囊增大，胆囊壁增厚，不光滑。胆囊内多个强回声光团伴声影，胆总管扩张，远端梗阻。

中医治法（2分）：泻火解毒，养阴利胆。

方剂（2分）：茵陈蒿汤合黄连解毒汤加减。

药物组成、剂量及煎服法（2分）：茵陈18g，栀子12g，大黄6g，黄连9g，黄芩6g，黄柏6g。三剂，水煎服。日一剂，早晚分服。

西医治疗原则及方法（4分）：①非手术治疗：解痉，止痛，消炎利胆，应用抗生素，纠正水、电解质紊乱及酸碱失衡等。溶石口服药物有鹅去氧胆酸和熊去氧胆酸。②手术治疗：胆肠吻合术、胆囊切除术。

病案(例)摘要 29：

于某，女，48 岁，干部。2016 年 4 月 8 日初诊。

患者于 2 年前双手遇热后突发剧烈瘙痒，此后遇热或肥皂水烫洗后则双手皮肤局部剧烈瘙痒反复发作，时轻时重。现症：口干不欲饮，纳差，腹胀。月经史无异常。

查体：皮损色暗，粗糙肥厚，边界清楚，对称分布。舌质淡，苔白，脉弦细。

要求：根据上述摘要，在答题卡上完成书面分析。

【参考答案】

中医疾病诊断（2分）：湿疮。

中医证候诊断（2分）：血虚风燥证。

西医诊断（2分）：湿疹。

西医诊断依据（4分）：①双手遇热后突发剧烈瘙痒2年，遇热或肥皂水烫洗后则双手皮肤局部剧烈瘙痒。②皮损色暗，粗糙肥厚，边界清楚，对称分布。

中医治法（2分）：养血润肤，祛风止痒。

方剂（2分）：当归饮子加减。

药物组成、剂量及煎服法（2分）：当归9g，白芍9g，川芎9g，生地黄9g，白蒺藜9g，防风9g，荆芥穗9g，何首乌5g，黄芪5g，甘草3g。三剂，水煎服。日一剂，早晚分服。

西医治疗原则及方法（4分）：①治疗原则：止痒、抑制表皮细胞增生、促进真皮炎症浸润吸收。②常用药物：5%～10%复方松馏油软膏、10%～20%黑豆馏油软膏、皮质类固醇激素乳剂等。

病案(例)摘要 30:

李某,女,28 岁,职员。2015 年 4 月 25 日初诊。

患者平素月经正常,现停经 53 天,阴道不规则出血 3 天。末次月经 2015 年 3 月 3 日。停经后明显有早孕反应,3 天前阴道有少量出血,色淡红,质稀薄,曾服安络血效果不明显。现症:停经 53 天,阴道少量出血,小腹空坠隐痛,腰酸,神疲肢倦,心悸气短。

查体:T:36.6℃,P:86 次/分,R:21 次/分,BP:122/80mmHg。面色㿠白,舌质淡,苔薄白,脉细滑无力。

辅助检查:尿妊娠试验:阳性。B 超示:宫内妊娠,胚胎存活。

要求:根据上述摘要,在答题卡上完成书面分析。

【参考答案】

中医疾病诊断（2分）：胎动不安。

中医证候诊断（2分）：气血虚弱证。

西医诊断（2分）：先兆流产。

西医诊断依据（4分）：①停经，阴道不规则出血，停经后有早孕反应。小腹空坠隐痛，腰酸。②尿妊娠试验阳性。B超示宫内妊娠，胚胎存活。

中医治法（2分）：益气养血，固肾安胎。

方剂（2分）：胎元饮加味。

药物组成、剂量及煎服法（2分）：人参6g，当归6g，杜仲6g，芍药6g，熟地6g，白术9g，炙甘草3g，陈皮3g，黄芪3g。三剂，水煎服。日一剂，早晚分服。

西医治疗原则及方法（4分）：①卧床休息，减少活动，禁止性生活，避免不必要的阴道检查。②若出现黄体功能不全，应黄体酮肌注每日或隔日1次；绒毛膜促性腺激素肌肉注射，隔日1次；也可口服维生素E保胎。③若症状不缓解或反而加重，应进行B超及血HCG测定，根据情况，给予相应处理。

病案(例)摘要31：

刘某，女，23岁，未婚，职员。2016年1月24日初诊。

患者12岁月经初潮，周期26~31天，经期5~6天，量中。6个月前暴怒后突然月经停闭，精神抑郁，烦躁易怒，胸胁胀满，少腹胀痛拒按。

查体：T：36.4℃，P：76次/分，R：18次/分，BP：112/80mmHg。营养良好，第二性征正常。舌边紫暗有瘀点，脉沉弦而涩。

辅助检查：内分泌六项：正常；超声提示：子宫及双侧附件正常。尿妊娠试验：阴性。

要求：根据上述摘要，在答题卡上完成书面分析。

【参考答案】

中医疾病诊断（2分）：闭经。

中医证候诊断（2分）：气滞血瘀证。

西医诊断（2分）：闭经。

西医诊断依据（4分）：①12岁月经初潮，周期、经期、经量正常。因暴怒致月经停闭6个月。②营养良好，第二性征正常。③内分泌六项：正常；超声提示：子宫及双侧附件正常。尿妊娠试验：阴性。

中医治法（2分）：理气活血，祛瘀通经。

方剂（2分）：血府逐瘀汤。

药物组成、剂量及煎服法（2分）：桃仁12g，红花9g，当归9g，生地黄9g，川芎4.5g，赤芍6g，牛膝9g，桔梗4.5g，柴胡3g，枳壳6g，甘草6g。三剂，水煎服。日一剂，早晚分服。

西医治疗原则及方法（4分）：①积极治疗全身性疾病，提高机体体质，供给足够营养，保持标准体重，耐心心理治疗。②激素治疗、促排卵、溴隐亭及其他激素治疗。

病案(例)摘要 32：

朱某，男，8 岁。2015 年 3 月 23 日初诊。

患者 1 周来乏力，纳呆，低热，近 2 天感双侧耳下及颌下漫肿疼痛，触之痛甚，张口和咀嚼困难。2 周前班内有多名学生有类似症状。

查体：T：37.9℃，P：100 次/分，R：19 次/分。双侧颊部可见以耳垂为中心的局部肿胀，边缘不清，表面皮肤不红，有触痛，浅表淋巴结无肿大，咽部轻度充血，双扁桃体无肿大，口腔第 2 白齿处颊黏膜可见腮腺口红肿，挤压颊部后未见液体流出。心率 100 次/分，律齐，两肺呼吸音清，腹平软，无压痛。舌红，苔薄黄，脉浮数。

辅助检查：血常规：白细胞 4.5×10^9/L，中性粒细胞 40%，淋巴细胞 52%。血、尿淀粉酶轻度升高。

要求：根据上述摘要，在答题卡上完成书面分析。

【参考答案】

中医疾病诊断（2分）：痄腮。

中医证候诊断（2分）：邪犯少阳证。

西医诊断（2分）：流行性腮腺炎。

西医诊断依据（4分）：①2周前有接触水痘患儿史。②双侧耳下及颌下漫肿疼痛，触之痛甚，张口和咀嚼困难。③双侧颊部可见以耳垂为中心的局部肿胀，边缘不清，表面皮肤不红，有触痛，浅表淋巴结无肿大，咽部轻度充血，双扁桃体无肿大，口腔第2臼齿处颊黏膜可见腮腺口红肿。④血、尿淀粉酶轻度升高。

中医治法（2分）：疏风清热，散结消肿。

方剂（2分）：柴胡葛根汤加减。

药物组成、剂量及煎服法（2分）：柴胡3g，天花粉3g，干葛3g，黄芩3g，桔梗3g，连翘3g，牛蒡子3g，石膏3g（先煎），甘草2g，升麻1g。三剂，水煎服。日一剂，早晚分服。

西医治疗原则及方法（4分）：①治疗原则：流行性腮腺炎是一种自限性疾病，无特殊治疗药物。②对症治疗：物理降温或使用解热药。

病案(例)摘要33：

齐某，男，55岁，工人。2016年4月18日初诊。

患者有高血压病史。下肢肢端发凉、冰冷感半年。现症：下肢疼痛，行走中易发，受凉后加重。

查体：部分足趾皮肤苍白，皮温降低，足背及胫后动脉搏动减弱。舌质淡，苔白，脉沉迟。

辅助检查：血胆固醇6.8mmol/L，低密度脂蛋白4.2mmol/L；下肢动脉多普勒超声检查提示：下肢动脉粥样硬化伴管腔狭窄。

要求：根据上述摘要，在答题卡上完成书面分析。

【参考答案】

中医疾病诊断（2分）：脱疽。

中医证候诊断（2分）：寒凝血脉证。

西医诊断（2分）：下肢动脉硬化性闭塞症。

西医诊断依据（4分）：①患者有高血压病史。②下肢肢端发凉、冰冷感半年。部分足趾皮肤苍白，皮温降低，足背及胫后动脉搏动减弱。③血胆固醇、低密度脂蛋白升高；下肢动脉多普勒超声检查提示下肢动脉粥样硬化伴管腔狭窄。

中医治法（2分）：温经散寒，活血化瘀。

方剂（2分）：阳和汤加减。

药物组成、剂量及煎服法（2分）：熟地黄30g，麻黄2g，鹿角胶9g（烊化兑服），白芥子6g，肉桂3g（后下），生甘草3g，炮姜2g。三剂，水煎服。日一剂，早晚分服。

西医治疗原则及方法（4分）：①治疗原则：药物治疗主要是降血脂，改善血压，改善血液高凝状态，促进侧支循环形成。手术治疗主要是建立旁路血流、动脉内膜剥脱和截肢术。②药物治疗：降血脂（他汀类药物及烟酸等）、扩血管（丁咯地尔等）、抗凝去聚（阿司匹林等）、去纤溶栓（尿激酶、降纤酶等）、凝血酶抑制剂（诺保思泰）等。③手术治疗：经皮腔内血管成形术。

病案(例)摘要34：

刘某，女，8岁。2015年1月9日初诊。

2天前患儿出现发热，鼻塞流涕，偶咳，自服感冒冲剂效果不佳，1天前发现皮肤皮疹，胸背部皮肤瘙痒，部分结痂。

查体：T：38.2℃，P：96次/分，R：24次/分。精神可，面红润，躯干部可见散在红色丘疹及疱疹，疱浆清亮，少许结痂，全身淋巴结无肿大，咽充血，双侧扁桃体Ⅰ度肿大，心肺未见异常，腹软，肝脾未触及。舌质淡，苔薄白，脉浮数。

辅助检查：血常规：白细胞 $4.6\times 10^9/L$，中性粒细胞45%，淋巴细胞53%。

要求：根据上述摘要，在答题卡上完成书面分析。

【参考答案】

中医疾病诊断（2分）：水痘。

中医证候诊断（2分）：邪郁肺卫证。

西医诊断（2分）：水痘。

西医诊断依据（4分）：①出现发热，鼻塞流涕，咳嗽等上呼吸道症状2天。②躯干部可见散在红色丘疹及疱疹，疱浆清亮，少许结痂，全身淋巴结无肿大，咽充血，双侧扁桃体Ⅰ度肿大。③血常规示白细胞总数稍低。

中医治法（2分）：疏风清热，解毒利湿。

方剂（2分）：银翘散加减。

药物组成、剂量及煎服法（2分）：连翘30g，金银花30g，苦桔梗18g，薄荷18g（后下），淡竹叶12g，生甘草15g，荆芥穗12g，淡豆豉15g，牛蒡子18g。三剂，水煎服。日一剂，早晚分服。

西医治疗原则及方法（4分）：①治疗原则：以对症治疗为主，必要时可应用抗病毒药物，同时注意防治并发症。②对症治疗：胸背部瘙痒处应用炉甘石洗剂。

病案(例)摘要 35：

高某，女，45 岁，已婚，工人。2016 年 2 月 8 日初诊。

患者双侧乳房肿块伴胀痛 6 个月。肿块和胀痛月经前明显，经后肿块稍有缩小，疼痛减轻，乳头有时有白色溢液，月经量少色淡，腰酸乏力。月经史无异常。

查体：双侧乳房有结节样及片块样肿块，按之疼痛，肿块质韧不硬，表面不规则，与周围组织分界不清。舌质淡，苔薄白，脉沉细。

辅助检查：B 超提示双侧乳房内散在多个不均匀的低回声区。

要求：根据上述摘要，在答题卡上完成书面分析。

【参考答案】

中医疾病诊断（2分）：乳癖。

中医证候诊断（2分）：冲任失调证。

西医诊断（2分）：乳腺增生病。

西医诊断依据（4分）：①双侧乳房肿块伴胀痛，月经前明显，经后肿块稍有缩小，疼痛减轻，乳头时有溢液。②双侧乳房有结节样及片块样肿块，按之疼痛，肿块质韧不硬，表面不规则，与周围组织分界不清。③B超提示双侧乳房内散在多个不均匀的低回声区。

中医治法（2分）：调理冲任，温阳化痰，活血散结。

方剂（2分）：二仙汤加减。

药物组成、剂量及煎服法（2分）：仙茅9g，淫羊藿9g，巴戟天9g，当归9g，黄柏4.5g，知母4.5g。三剂，水煎服。日一剂，早晚分服。

西医治疗原则及方法（4分）：①疏导情志，配合药物局部外敷、针灸、激光照射、磁疗等。②药物治疗：维生素类药物（口服维生素B_6、维生素E_1，或维生素A）、激素类药物（黄体酮、达那唑、丙酸睾酮等）。

病案(例)摘要36:

罗某,女,28岁,已婚,干部。2016年8月14日初诊。

患者于2016年8月8日停经49天在某医院门诊行人流术,手术顺利,见绒毛,出血量多,术后阴道流血3天。于8月12日开始下腹部疼痛拒按,自服抗生素无效,遂来就诊。现症:下腹部疼痛拒按,发热,带下量多,黄稠臭秽,大便溏,小便短赤。

查体:T:38.9℃,P:94次/分,R:20次/分,BP:100/70mmHg。神志清楚,痛苦面容,下腹压痛,轻度肌紧张,反跳痛阳性。舌红有瘀点,苔黄厚,脉弦滑。

妇科检查:外阴发育正常,阴道通畅,分泌物量多,色黄,味臭,子宫水平位,宫体稍大,活动度差,压痛明显,两侧附件片状增厚,压痛阳性。

辅助检查:血常规:白细胞19.6×10^9/L,中性粒细胞93%。B超示:盆腔积液。

要求:根据上述摘要,在答题卡上完成书面分析。

【参考答案】

中医疾病诊断（2分）：带下病。

中医证候诊断（2分）：湿热瘀结证。

西医诊断（2分）：盆腔炎性疾病。

西医诊断依据（4分）：①患者有人流术史，术后阴道流血3天。②高热，下腹压痛，轻度肌紧张，反跳痛阳性。③妇科检查：外阴发育正常，阴道通畅，分泌物量多，色黄，味臭，子宫水平位，宫体稍大，活动度差，压痛明显，两侧附件片状增厚，压痛阳性。④辅助检查：血常规：白细胞总数、中性粒细胞增多。B超示盆腔积液。

中医治法（2分）：清热利湿，化瘀止痛。

方剂（2分）：仙方活命饮加薏苡仁、冬瓜仁。

药物组成、剂量及煎服法（2分）：白芷6g，贝母6g，防风6g，赤芍6g，当归尾6g，甘草6g，皂角刺6g，穿山甲6g，天花粉6g，乳香6g，没药6g，金银花9g，陈皮9g，薏苡仁9g，冬瓜仁9g。三剂，水煎服。日一剂，早晚分服。

西医治疗原则及方法（4分）：①药物治疗：抗生素。②物理疗法：常用的有短波、超短波、离子透入（可加入各种药物如青霉素、链霉素等）、蜡疗等。③调护：及时治疗下生殖道感染，注意卫生，增强体质，防治后遗症。

第二站 中医部分

第一部分 中医操作

一、针灸常用腧穴定位

考查针灸腧穴体表定位。本类考题与中医临床技术操作结合作答。每份试卷 1 题,每题 10 分,共 10 分。

二、中医临床技术操作

考查针灸、拔罐、推拿等临床技术操作。本类考题与针灸常用腧穴定位结合作答。每份试卷 1 题,每题 10 分,共 10 分。

1. 叙述并指出合谷的定位，演示弹法的操作方法。

【参考答案】

合谷：在手背，第 2 掌骨桡侧的中点处。

弹法：①直刺 0.5~1 寸。②以拇指与食指相交呈环状，食指指甲缘轻抵拇指指腹。③将食指指甲面对准针柄或针尾，轻轻弹叩，使针体微微震颤。也可以拇指与其他手指配合进行操作。④弹叩数次。

2. 叙述并指出中极的定位,演示平补平泻法的操作方法。

【参考答案】

中极：在下腹部，脐中下4寸，前正中线上。

平补平泻法：①直刺1~1.5寸，行针得气。②施予均匀的提插、捻转手法，即每次提插的幅度、捻转的角度要基本一致，频率适中，节律和缓，针感强弱适当。

3. 叙述并指出列缺的定位，演示提捏进针法的操作方法。

【参考答案】

列缺：在前臂，腕掌侧远端横纹上1.5寸，拇短伸肌腱与拇长展肌腱之间，拇长展肌腱沟的凹陷中。

提捏进针法：①列缺穴处皮肤、医生双手常规消毒。②押手拇、食指轻轻提捏列缺穴近旁的皮肉，提捏的力度大小要适当。③刺手拇、食、中指三指指腹夹持针柄。④刺手持针向上斜刺0.5~0.8寸。

4. 叙述并指出内关的定位，演示指切进针法的操作方法。

【参考答案】

内关：在前臂前区，腕掌侧远端横纹上 2 寸，掌长肌腱与桡侧腕屈肌腱之间。

指切进针法：①内关穴处皮肤、医生双手常规消毒。②押手拇指或食指指甲切掐内关穴处皮肤。③刺手拇、食、中指三指指腹夹持针柄。④将针身紧贴押手指甲缘快速刺入直刺 0.5~1 寸。

5. 叙述并指出听宫的定位，演示刮法的操作方法。

【参考答案】

听宫:在面部,耳屏正中与下颌骨髁状突之间的凹陷中。

刮法:①张口,直刺0.5~1寸。②用拇指指腹或食指指腹轻轻抵住针尾。③用食指指甲或拇指指甲或中指指甲频频刮动针柄。可由针根部自下而上刮,也可由针尾部自上而下刮,使针身产生轻度震颤。④反复刮动数次。

6. 叙述并指出胃俞的定位，演示隔姜灸的操作方法。

【参考答案】

胃俞：在脊柱区，第12胸椎棘突下，后正中线旁开1.5寸。

隔姜灸：①切取生姜片，每片直径2~3cm，厚0.2~0.3cm，中间以针刺数孔。②选取俯卧位，充分暴露胃俞穴。③将姜片置于胃俞穴上，把艾炷置于姜片中心，点燃艾炷尖端，任其自燃。④如患者感觉局部灼痛不可耐受，术者可用镊子将姜片一侧夹住端起，稍待片刻，重新放下再灸。⑤艾炷燃尽，除去艾灰，更换艾炷，依前法再灸。施灸数壮后，姜片焦干萎缩时，应换新的姜片。⑥一般每穴灸6~9壮，至局部皮肤潮红而不起泡为度。灸毕去除姜片及艾灰。

7. 叙述并指出气海的定位，演示舒张进针法的操作方法。

【参考答案】

气海:在下腹部,脐中下1.5寸,前正中线上。

舒张进针法:①气海穴皮肤、医生双手常规消毒。②以押手拇、食指或食、中指把气海穴处皮肤向两侧轻轻撑开,使之绷紧,两指间的距离要适当。③刺手拇、食、中指三指指腹夹持针柄。④刺手持针,于押手两指间的腧穴处迅速直刺1~1.5寸。

8. 叙述并指出三阴交的定位，演示温针灸的操作方法。

【参考答案】

三阴交：在小腿内侧，内踝尖上3寸，胫骨内侧缘后际。

温针灸：①准备艾卷或艾绒，用剪刀截取2cm艾卷一段，将一端中心扎一小孔，深1～1.5cm，也可选用艾绒，艾绒要柔软，易搓捏。②选取仰卧位，充分暴露三阴交穴。③针刺得气留针：三阴交穴处皮肤常规消毒，直刺1～1.5寸，行针得气。④插套艾卷或搓捏艾绒，点燃：将艾卷有孔的一端经针尾插套在针柄上，插牢，不可偏歪，或将少许艾绒搓捏在针尾上，要捏紧，不可松散，以免滑落，点燃施灸。⑤艾卷燃尽去灰，重新置艾：待艾卷或艾绒完全燃尽成灰时，将针稍倾斜，把艾灰掸落在容器中，每穴每次可施灸1～3壮。⑥待针柄冷却后出针。

9. 叙述并指出阳陵泉的定位，演示温和灸的操作方法。

【参考答案】

阳陵泉：在小腿外侧，腓骨头前下方凹陷中。

温和灸：①选取仰卧位，充分暴露阳陵泉穴。②选用纯艾卷，将其一端点燃。③术者手持艾卷的中上部，将艾卷燃烧端对准阳陵泉穴，距腧穴皮肤 2~3cm 进行熏烤，艾卷与施灸处皮肤的距离应保持相对固定。④灸至局部皮肤出现红晕，有温热感而无灼痛为度，一般每穴灸 5~10 分钟。⑤灸毕熄灭艾火。

10. 叙述并指出环跳的定位，演示夹持进针法的操作方法。

【参考答案】

环跳：在臀区，股骨大转子最凸点与骶管裂孔连线的外 1/3 与内 2/3 交点处。

夹持进针法：①环跳穴皮肤、医生双手常规消毒。②押手拇、食指持消毒干棉球裹住针身下段，以针尖端露出 0.3~0.5cm 为宜；刺手拇、食、中三指指腹夹持针柄，使针身垂直。③将针尖固定在腧穴皮肤表面，刺手捻转针柄，押手下压，双手配合，同时用力，迅速将针刺入腧穴皮下 2~3 寸。

11. 叙述并指出中脘的定位,演示中指揉法的操作方法。

【参考答案】

中脘：在上腹部，脐中上 4 寸，前正中线上。

中指揉法：中指伸直，食指搭于中指远端指间关节背侧，腕关节微屈，用中指罗纹面着力于中脘穴处。以肘关节为支点，前臂做主动运动，通过腕关节使中指罗纹面在中脘穴上做轻柔的小幅度的环旋运动。

12. 叙述并指出支沟的定位，演示捻转泻法的操作方法。

【参考答案】

支沟:在前臂后区,腕背侧远端横纹上3寸,尺骨与桡骨间隙中点。

捻转泻法:①直刺0.5~1寸,行针得气。②捻转角度大,频率快,用力重。结合拇指向后、食指向前(右转)用力为主。③反复捻转。④操作时间长。

三、中医望、闻、脉诊技术的操作

考查中医望、闻、脉诊技术的具体操作方法。每份试卷 1 题,每题 10 分,共 10 分。

1. 叙述并演示脉诊的操作方法，汇报诊查结果并说明其脉象特征及临床意义。

【参考答案】

(1) 医生指法:①选指:用左手或右手的食指、中指和无名指三个手指指目诊察。诊脉者的手指指端要平齐,手指略呈弓形,与受诊者体表约呈45°为宜。②布指:中指定关,先以中指按在掌后高骨内侧动脉处,然后食指按在关前定寸,无名指按在关后定尺。布指的疏密要与患者手臂长短与医生手指粗细相适应。定寸时可选取太渊穴所在位置,定尺时可考虑按寸到关的距离确定关到尺的长度以明确尺的位置。③运指:运用指力的轻重、挪移及布指变化以体察脉象,常用的指法有举、按、寻、循、总按和单诊等,注意诊察患者的脉位(浮沉、长短)、脉次(至数与均匀度)、脉形(大小、软硬、紧张度等)、脉势(强弱与流利度)及左右手寸关尺各部表现。

(2) 平息:医生保持呼吸调匀,清心宁神,可以自己的呼吸计算病人的脉搏至数;另一方面,平息有利于医生思想集中,可以仔细地辨别脉象。

(3) 切脉时间:一般每次诊脉每手应不少于1分钟,两手以3分钟左右为宜。诊脉时应注意每次诊脉的时间至少应在五十动。

(4) 脉象特征及临床意义应根据实际情况分析。

2. 叙述并演示舌诊的操作方法，汇报诊查结果并说明其舌象特征及临床意义。

【参考答案】

①医者的姿势可略高于病人，保证视野平面略高于病人的舌面，以便俯视舌面。②注意光线必须直接照射于舌面，使舌面明亮，以便于正确进行观察。③先察舌质，再察舌苔。察舌质时先查舌色，再察舌形，次察舌态。查舌苔时，先察苔色，再察苔质，次察舌苔分布。对舌分部观察时，先看舌尖，再看舌中舌边，最后观察舌根部。④望舌时做到迅速敏捷，全面准确，时间不可太长，一般不宜超过30秒。若一次望舌判断不准确，可让病人休息3~5分钟后重新望舌。⑤对病人伸舌时不符合要求的姿势，医生应予以纠正。⑥当舌苔过厚，或者出现与病情不相符合的苔质、苔色时，为确定其有根、无根，或是否染苔等，可结合揩舌或刮舌法，也可直接询问患者在望舌前的饮食、服用药物等情况，以便正确判断。⑦望舌过程中还可穿插对舌部味觉、感觉等情况的询问，以便全面掌握舌诊资料。⑧观察舌下络脉：嘱病人尽量张口，舌尖向上腭方向翘起并轻轻抵于上腭，舌体自然放松，勿用力太过，使舌下络脉充分暴露。首先观察舌系带两侧大络脉的颜色、长短、粗细，有无怒张、弯曲等异常改变，然后观察周围细小络脉的颜色和形态有无异常。⑨舌象特征及其临床意义应根据实际情况分析。

3. 叙述并演示望小儿食指络脉的操作方法。

【参考答案】

让家长抱小儿于光线明亮处,医生用左手拇指和食指握住小儿食指末端,以右手拇指在小儿食指掌侧前缘从指尖向指根部推擦数次,即从命关向气关、风关直推,络脉愈推愈明显,直至医者可以看清络脉为止,注意用力要适中,以络脉可以显见为宜。病重患儿,络脉十分显著,不推即可观察。观察络脉显现部位的浅深(浮沉)及所在食指的位置,络脉的形状(络脉支数的多少、络脉的粗细等)、色泽(红、紫、青、黑)及淡滞(浅淡、浓滞)。正常小儿食指络脉的表现:浅红微黄,隐现于风关之内,既不明显浮露,也不超出风关。对小儿异常食指络脉的观察,应注意其沉浮、颜色、长短、形状四个方面的变化。

4. 叙述并演示诊尺肤的操作方法。

【参考答案】

诊左尺肤时，医生用右手握住病人上臂近肘处，左手握住病人手掌，同时向桡侧转前臂，使前臂内侧面向上平放，尺肤部充分暴露，医生用指腹或手掌平贴尺肤处并上下滑动来感觉尺肤的寒热、滑涩、缓急（紧张度）。诊右尺肤时，医生操作手法同上，左、右手置换位置，方向相反。

5. 叙述并演示望神的内容和意义。

【参考答案】

首先,应观察眼睛的明亮度;其次,应观察眼球的运动度。医者可将食指竖立在患者眼前,并嘱患者眼睛随其食指做上下左右移动。若患者眼球移动灵活是有神的表现,反之,若移动迟钝或不能移动均为失神的表现。然后,观察患者思维意识是否正常,有无神志不清或模糊、昏迷或昏厥等;精神状态是否正常,有无精神不振、萎靡、烦躁、错乱等;观察患者面部表情是丰富自然还是淡漠无情,有无痛苦、呆钝等表现。最后得出患者得神、少神、失神或假神等结论。

6. 叙述并演示脉诊时对病人的坐姿要求。

【参考答案】

患者取正坐位或仰卧位,前臂自然向前平展,与心脏置于同一水平,手腕伸直,手掌向上,手指微微弯曲,在腕关节下面垫一松软的脉枕,使寸口部位充分伸展,局部气血畅通,便于诊察脉象。

第二部分 病史采集

根据试题提供的"患者主诉",回答如何询问现病史及相关病史。每份试卷 1 题,每题 10 分,共 10 分。

1. 患者，男性，28岁。突然仆倒，四肢抽搐1小时。

【参考答案】

（1）现病史

1）根据主诉了解从发病到就诊前疾病的发生、发展变化、诊治经过及相关的鉴别诊断。

①询问发病时间、起病缓急、病因和诱因。

②了解仆倒、抽搐的持续时间、加重与缓解因素。

③询问发作前有无眩晕、胸闷，发病时有无吐涎、吼叫、半身不遂、口眼㖞斜等伴随症状，询问饮食、睡眠、二便及体重变化等情况。

④结合中医十问了解目前疾病的情况。

2）诊疗经过

①是否到医院诊治，是否做过脑电图等检查。

②用过何种药物治疗，效果如何。

（2）相关病史

1）与该病有关的其他病史：家族史、发作史、高血压、心脏病、糖尿病、烟酒史等。

2）食物、药物过敏史。

2. 患者,女,10岁。牙龈出血2周,加重1天。

【参考答案】

(1) 现病史

1) 根据主诉了解从发病到就诊前疾病的发生、发展变化、诊治经过及相关的鉴别诊断。

①询问发病时间、病因和诱因。

②了解牙龈出血的程度、持续时间、加重与缓解因素。

③是否有全身瘀点、瘀斑、呕血等症状，询问饮食、睡眠、二便及腹部体征等情况。

④结合中医十问了解目前疾病的情况。

2) 诊疗经过

①是否到医院诊治，是否做过血常规、骨髓象等检查。

②用过何种药物治疗，效果如何。

(2) 相关病史

1) 与该病有关的其他病史：上呼吸道感染、自身免疫系统病等。

2) 食物、药物过敏史。

3. 患者,男,45岁。关节灼痛1个月。

【参考答案】

(1) 现病史

1) 根据主诉了解从发病到就诊前疾病的发生、发展变化、诊治经过及相关的鉴别诊断。

①询问发病时间、病因和诱因。

②了解灼痛的部位、程度、持续时间、加重与缓解因素。

③是否有发热、乏力、体重下降等伴随症状,询问饮食、睡眠及二便等情况。

④结合中医十问了解目前疾病的情况。

2) 诊疗经过

①是否到医院诊治,是否做过 X 线、CT 等检查。

②用过何种药物治疗,效果如何。

(2) 相关病史

1) 与该病有关的其他病史:痛风、滑膜炎、外伤史等。

2) 食物、药物过敏史。

4. 患者，女，35岁。反复眩晕1年，加重3天。

【参考答案】

（1）现病史

1）根据主诉了解从发病到就诊前疾病的发生、发展变化、诊治经过及相关的鉴别诊断。

①询问发病时间、起病缓急、病因和诱因。
②了解眩晕的程度、持续时间、加重与缓解因素。
③是否有头痛、颈项板紧、疲劳、心悸等伴随症状，询问饮食、睡眠、二便等情况。
④结合中医十问了解目前疾病的情况。

2）诊疗经过

①是否到医院诊治，是否做过血生化、心电图、脑电图等检查。
②用过何种药物治疗，效果如何。

（2）相关病史

1）与该病有关的其他病史：高血压、低血糖、脑动脉硬化症、月经史、既往生育史等。

2）食物、药物过敏史。

5. 患者，女，26岁。咯血、潮热、盗汗1个月。

【参考答案】

(1) 现病史

1) 根据主诉了解从发病到就诊前疾病的发生、发展变化、诊治经过及相关的鉴别诊断。

①询问发病时间、起病缓急、病因和诱因。

②了解咯血、潮热、盗汗的程度、持续时间、加重与缓解因素。

③是否有消瘦、乏力、食欲不振、呼吸困难、胸痛等伴随症状，询问饮食、睡眠、二便及体重变化等情况。

④结合中医十问了解目前疾病的情况。

2) 诊疗经过

①是否到医院诊治，是否做过结核分枝杆菌、胸部X线等检查。

②用过何种药物治疗，效果如何。

(2) 相关病史

1) 与该病有关的其他病史：与排菌肺结核患者密切接触史、卡介苗接种史、其他慢性肺部疾病史、月经史、既往生育史。

2) 食物、药物过敏史。

6. 患者，男，30岁。反复胸痛2年，加重1个月。

【参考答案】

(1) 现病史

1) 根据主诉了解从发病到就诊前疾病的发生、发展变化、诊治经过及相关的鉴别诊断。

①询问发病时间、起病缓急、病因和诱因。
②了解胸痛的性质（胀痛、刺痛、掣痛等）、程度、持续时间、加重与缓解因素。
③是否有胸闷、头晕、发热、咳嗽、咳痰等伴随症状，询问饮食、睡眠及二便情况。
④结合中医十问了解目前疾病的情况。

2) 诊疗经过

①是否到医院诊治，是否做过胸部 X 线、肺功能等检查。
②用过何种药物治疗，效果如何。

(2) 相关病史

1) 与该病有关的其他病史：冠状动脉粥样硬化性心脏病家族史、心脏病、肺部疾病、烟酒史等。

2) 药物、食物过敏史。

7. 患者,男,28岁。转移性右下腹疼痛2天。

【参考答案】

(1) 现病史

1) 根据主诉了解从发病到就诊前疾病的发生、发展变化、诊治经过及相关的鉴别诊断。

①询问发病时间、起病缓急、病因和诱因。

②了解腹痛的性质、程度、持续时间、加重与缓解因素。

③是否有恶心呕吐、发热、头晕、头痛、乏力等伴随症状，询问饮食、睡眠、二便及腹部体征情况。

④结合中医十问了解目前疾病的情况。

2) 诊疗经过

①是否到医院诊治，是否做过血常规、尿常规、钡灌肠等检查。

②用过何种药物治疗，效果如何。

(2) 相关病史

1) 与该病有关的其他病史：泌尿系结石、胃及十二指肠溃疡、饮食史、烟酒史等。

2) 食物、药物过敏史。

8. 患者,女,30岁。产后3天,寒战高热2小时。

【参考答案】

(1) 现病史

1) 根据主诉了解从发病到就诊前疾病的发生、发展变化、诊治经过及相关的鉴别诊断。

①询问发病时间、起病缓急、病因和诱因。

②了解发热的性质(稽留热、弛张热、间歇热等)、程度、持续时间、加重与缓解因素。③是否有头痛、呕吐或昏迷、关节痛等伴随症状,询问饮食、睡眠、二便、腹部体征等情况。

④结合中医十问了解目前疾病的情况。

2) 诊疗经过

①是否到医院诊治,是否做过 B 超、CT 等检查。

②用过何种药物治疗,效果如何。

(2) 相关病史

1) 与该病有关的其他病史:月经史、既往生育史、感染病史等。

2) 食物、药物过敏史。

9. 患者，男，35岁。咳嗽、咽痛、咳黄痰3天。

【参考答案】

(1) 现病史

1) 根据主诉了解从发病到就诊前疾病的发生、发展变化、诊治经过及相关的鉴别诊断。

①询问发病时间、起病缓急、病因和诱因。
②了解咳嗽的程度、持续时间、加重与缓解因素。
③是否有头痛、发热、乏力、胸闷、腹痛等伴随症状,询问饮食、睡眠及二便情况。
④结合中医十问了解目前疾病的情况。

2) 诊疗经过

①是否到医院诊治,是否做过肺部 X 线、肺功能等检查。
②用过何种药物治疗,效果如何。

(2) 相关病史

1) 与该病有关的其他病史:慢性肺部疾病、传染病患者接触史、工作性质及环境、烟酒史等。

2) 药物、食物过敏史。

10. 患者，女，18岁。恶寒、发热1天。

【参考答案】

(1) 现病史

1) 根据主诉了解从发病到就诊前疾病的发生、发展变化、诊治经过及相关的鉴别诊断。

①询问发病时间、起病缓急、病因和诱因。

②了解恶寒发热的程度、持续时间、加重与缓解因素。

③是否有头痛、咳嗽、咽痒、流涕等伴随症状,询问饮食、睡眠及二便、腹部体征等情况。

④结合中医十问了解目前疾病的情况。

2) 诊疗经过

①是否到医院诊治,是否做过血常规、病毒分离等检查。

②用过何种药物治疗,效果如何。

(2) 相关病史

1) 与该病有关的其他病史:传染病患者接触史、预防接种史、月经史等。

2) 食物、药物过敏史。

11. 患者，男，77岁。四肢痿软无力，不能随意运动1年。

【参考答案】

(1) 现病史

1) 根据主诉了解从发病到就诊前疾病的发生、发展变化、诊治经过及相关的鉴别诊断。

①询问发病时间、起病缓急、病因和诱因。
②了解四肢痿软的程度、持续时间、加重与缓解因素。
③是否有发热、心烦、咽干耳鸣、腰脊酸软等伴随症状,询问饮食、睡眠、二便情况。
④结合中医十问了解目前疾病的情况。

2) 诊疗经过

①是否到医院诊治,是否做过酶学检查、肌电图、CT 等检查。
②用过何种药物治疗,效果如何。

(2) 相关病史

1) 与该病有关的其他病史:重症肌无力、肌营养不良、烟酒史等。
2) 药物、食物过敏史。

12. 患儿,男,1岁。大便次数增多1天。

【参考答案】

(1) 现病史

1) 根据主诉了解从发病到就诊前疾病的发生、发展变化、诊治经过及相关的鉴别诊断。

①询问发病时间、起病缓急、病因和诱因。

②了解每日大便的性质、次数、加重与缓解因素。

③是否有呕吐、食欲低下、尿少、眼窝凹陷等伴随症状,询问饮食、睡眠及腹部体征情况。

④结合中医十问了解目前疾病的情况。

2) 诊疗经过

①是否到医院诊治,是否做过大便常规、血常规、大便培养等检查。

②用过何种药物治疗,效果如何。

(2) 相关病史

1) 与该病有关的其他病史:过敏性腹泻、肠炎、喂养史、感染病史等。

2) 食物、药物过敏史。

第三部分　中医答辩

一、疾病的辨证施治

考查疾病的病证鉴别、诊断依据、辨证要点、治疗原则、证治分类等。本类考题与本部分第二、三、四考题 4 选 1 抽题作答，每题 5 分，共 5 分。

1. 叙述痿证肝肾亏虚，髓枯筋痿证的症状、治法、方药。

【参考答案】

症状：起病缓慢，下肢痿软无力，腰脊酸软，不能久立，或伴目眩发落，咽干耳鸣，遗精或遗尿，或妇女月经不调。甚至步履全废，腿胫大肉消脱，舌红少苔，脉细数。

治法：补益肝肾，滋阴清热。

方药：大补阴煎加减。

2. 叙述水肿的治疗原则。

【参考答案】

水肿的治疗，《素问·汤液醪醴论》提出"开鬼门""洁净府""去菀陈莝"三条基本原则，具体应用视阴阳虚实不同而异。阳水以祛邪为主，应予发汗、利水或攻逐，同时配合清热解毒、理气化湿等法；阴水当以扶正为主，健脾、温肾，同时配以利水、养阴、活血、祛瘀等法。对于虚实夹杂者，则当兼顾，或先攻后补，或攻补兼施。

3. 叙述胁痛肝胆湿热证的症状、治法、方药。

【参考答案】

症状：胁肋胀痛或灼热疼痛，口苦口黏，胸闷纳呆，恶心呕吐，小便黄赤，大便不爽，或兼有身热恶寒，身目发黄，舌红苔黄腻，脉弦滑数。

治法：清热利湿。

方药：龙胆泻肝汤加减。

4. 叙述内伤发热之气虚发热的症状、治法、方药。

【参考答案】

症状：发热，热势或低或高，常在劳累后发作或加剧，倦怠乏力，气短懒言，自汗，易于感冒，食少便溏，舌质淡，苔薄白，脉细弱。

治法：益气健脾，甘温除热。

方药：补中益气汤加减。

5. 叙述不寐心脾两虚证的症状、治法、方药。

【参考答案】

症状：不易入睡，多梦易醒，心悸健忘，神疲食少，伴头晕目眩，四肢倦怠，腹胀便溏，面色少华，舌淡苔薄，脉细无力。

治法：补益心脾，养血安神。

方药：归脾汤加减。

二、针灸常用腧穴主治

考查针灸常用腧穴的主治病证。本类考题与本部分第一、三、四考题 4 选 1 抽题作答,每题 5 分,共 5 分。

1. 回答内关、膈俞的主治病证。

【参考答案】

内关：①心痛、胸闷、心悸等心胸病证；②胃痛、呕吐、呃逆等胃腑病证；③中风，眩晕，偏头痛；④失眠、郁证、癫狂痫等神志病证；⑤肘臂挛痛。

膈俞：①呕吐、呃逆、气喘等上逆之证；②贫血、吐血、便血等血证；③瘾疹、皮肤瘙痒等皮肤病证；④潮热，盗汗。

2. 回答天枢、列缺的主治病证。

【参考答案】

天枢：①绕脐腹痛、腹胀、便秘、腹泻、痢疾等胃肠病证；②癥瘕、月经不调、痛经等妇科疾患。

列缺：①咳嗽、气喘、咽喉肿痛等肺系病证；②头痛、齿痛、项强、口㖞等头面部疾患；③手腕痛。

3. 回答风池、丰隆的主治病证。

【参考答案】

风池：①头痛、眩晕、失眠、中风、癫痫、耳鸣、耳聋等内风所致的病证；②感冒、热病、口眼㖞斜等外风所致的病证；③目赤肿痛、视物不明、鼻塞、衄血、咽痛等五官病证；④颈项强痛。

丰隆：①头痛、眩晕等头部病证；②癫狂；③哮喘、咳嗽、痰多等痰饮病证；④下肢痿痹。

4. 回答阳陵泉、气海的主治病证。

【参考答案】

阳陵泉：①黄疸、胁痛、口苦、呕吐等胆腑病证；②膝肿痛、下肢痿痹、肩痛等筋病；③小儿惊风。

气海：①中风脱证、虚劳羸瘦、脱肛、阴挺等气虚病证；②水谷不化、绕脐疼痛、腹泻、痢疾、便秘等肠腑病证；③癃闭、遗尿等泌尿系病证；④遗精、阳痿、疝气等男科病证；⑤月经不调、痛经、闭经、崩漏、带下、阴挺、产后恶露不止、胞衣不下等妇科病证；⑥保健灸常用穴。

5. 回答后溪、公孙的主治病证。

【参考答案】

后溪：①头项强痛、腰背痛、手指及肘臂挛痛等痛证；②耳聋，目赤、咽喉肿痛等五官病证；③癫狂痫等神志病证；④疟疾。

公孙：①胃痛、呕吐、腹痛、腹泻、痢疾等脾胃肠腑病证；②心烦、不寐、狂证等神志病证；③逆气里急、气上冲心（奔豚气）等冲脉病证。

6. 回答足三里、大陵的主治病证。

【参考答案】

足三里：①胃痛、呕吐、肠痈、腹胀、腹泻、痢疾、便秘等胃肠病证；②下肢痿痹；③不寐、癫狂等神志病；④乳痈；⑤气喘，痰多；⑥虚劳诸证，为强壮保健要穴。

大陵：①心痛，心悸，胸胁满痛；②胃痛、呕吐、口臭等胃腑病证；③喜笑悲恐、癫狂痫等神志病证；④手、臂挛痛。

三、针灸异常情况处理

考查针灸异常情况的处理步骤和注意事项。本类考题与本部分第一、二、四考题 4 选 1 抽题作答,每题 5 分,共 5 分。

1. 叙述晕针的处理方式。

【参考答案】

①立即停针、起针。②平卧、宽衣、保暖。③症状轻者静卧休息,给予温开水或糖水,即可恢复。④在上述处理的基础上,可针刺水沟、素髎、内关、涌泉、足三里等穴,或温灸百会、气海、关元等。尤其是艾灸百会,对晕针有较好的疗效,可用艾条于百会穴上悬灸,至知觉恢复,症状消退。⑤经以上处理,仍不省人事,呼吸细微,脉细弱者,要及时配合现代急救处理措施,如人工呼吸等。轻者,经前三个步骤处理即可渐渐恢复;重者,应及时进行后两个步骤。

2. 叙述针灸引发血肿的处理方式。

【参考答案】
①微量的皮下出血,局部小块青紫时,一般不必处理,可待其自行消退;②局部肿胀疼痛较剧,青紫面积大而且影响到功能活动时,可先做冷敷止血,再做热敷或在局部轻轻揉按,以促使瘀血消散吸收。

3. 叙述断针的处理方式。

【参考答案】

（1）嘱患者不要惊慌乱动，令其保持原有体位，以免针体向肌肉深层陷入。

（2）根据针体残端位置的不同采用不同的方法将针取出：①若针体残端尚有部分露在体外，可用手或镊子取出；②若残端与皮肤面相平或稍低，尚可见到残端时，可用手向下挤压针孔两旁皮肤，使残端露出体外，再用镊子取出；③若断针残端全部没入皮内，但距离皮下不远，而且断针下还有强硬的组织（如骨骼）时，可由针旁外面向下轻压皮肤，利用该组织将针顶出；④若断针下面为软组织，可将该部肌肉捏住，将断针残端向上托出；⑤断针完全陷没在皮肤之下，无法取出者，应在 X 线下定位，手术取出；⑥如果断针在重要脏器附近，或患者有不适感觉及功能障碍时，应立即采取外科手术方法处理。

4. 叙述针灸或拔罐引发水泡的处理方式。

【参考答案】

①局部出现小水泡，只要注意不擦破，可任其自然吸收。②如水泡较大，对局部皮肤严格消毒后，可用消毒的三棱针或粗毫针刺破水泡，放出水液，或用无菌的一次性注射器针抽出水液，再涂以烫伤油等，并以纱布包敷，每日更换药膏1次，直至结痂。注意不要擦破泡皮。③如用化脓灸者，在灸疮化脓期间，要注意适当休息，加强营养，保持局部清洁，并可用敷料保护灸疮，以防污染，待其自然愈合。④如处理不当，灸疮脓液呈黄绿色或有渗血现象，可用消炎药膏或玉红膏涂敷。

四、常见急性病症的针灸治疗

考查针灸治疗常见急性病症的治法、主穴、配穴等内容。本类考题与本部分第一、二、三考题4选1抽题作答,每题5分,共5分。

1. 叙述针灸治疗偏头痛的治法、主穴。

【参考答案】

治法：疏泄肝胆，通经止痛。取手足少阳、足厥阴经穴以及局部穴为主。

主穴：率谷、阿是穴、风池、外关、足临泣、太冲。

2. 叙述针灸治疗落枕的治法、主穴及气滞血瘀的配穴。

【参考答案】

治法：疏经活络，调和气血。取局部阿是穴和手太阳、足少阳经穴为主。

主穴：外劳宫、天柱、阿是穴。

配穴：气滞血瘀配内关、合谷。

3. 叙述针灸治疗牙痛的主穴,胃火牙痛的配穴。

【参考答案】
主穴:合谷、颊车、下关。
配穴:胃火牙痛配内庭、二间。

4. 叙述针灸治疗泄泻的治法、主穴及寒湿内盛的配穴。

【参考答案】

治法：除湿导滞，通调腑气。取足阳明、足太阴经穴为主。

主穴：天枢、上巨虚、阴陵泉、水分。

配穴：寒湿内盛配神阙。

5. 叙述针灸治疗高热的主穴，热入营血的配穴。

【参考答案】

主穴：大椎、曲池、合谷、十二井穴或十宣穴。

配穴：热入营血配血海、内关。

第三站　西医部分

第一部分　体格检查

考查西医体格检查的具体操作方法。每份试卷 1 题,每题 10 分,共 10 分。

1. 演示浅表淋巴结触诊顺序、巴宾斯基征的检查方法。

【参考答案】

(1) 浅表淋巴结触诊顺序：耳前、耳后、乳突区、枕骨下区、颌下、颏下、颈后三角、颈前三角、锁骨上窝、腋窝、滑车上、腹股沟、腘窝等。检查时如发现有肿大的淋巴结，应记录其部位、数目、大小、质地、移动度，表面是否光滑，有无粘连，局部皮肤有无红肿、压痛和波动，是否有瘢痕、溃疡和瘘管等。

(2) 巴宾斯基征：嘱被检者仰卧，髋、膝关节伸直，医师左手握其踝部，右手用叩诊锤柄部末端钝尖部，在足底外侧从后向前快速轻划至小趾根部，再转向跨趾侧。正常出现足趾向跖面屈曲，称巴宾斯基征阴性。如出现跨趾背伸，其余四趾呈扇形分开，称巴宾斯基征阳性。

2. 演示血压测量、指鼻试验的检查方法。

【参考答案】

（1）血压测量：被检查者安静休息至少5分钟，采取坐位或仰卧位，裸露右上臂，伸直并外展45°，肘部置于与右心房同一水平（坐位平第4肋软骨，仰卧位平腋中线）。让受检者脱下该侧衣袖，露出手臂，将袖带平展地缚于上臂，袖带下缘距肘窝横纹2~3cm，松紧适宜。检查者先于肘窝处触知肱动脉搏动，一手将听诊器体件置于肱动脉上，轻压听诊器体件，另一手执橡皮球，旋紧气囊旋钮向袖带内边充气边听诊，待动脉音消失，再将汞柱升高20~30mmHg，开始缓慢（2~6mmHg/s）放气，听到第一个声音时所示的压力值是收缩压；继续放气，声音消失时血压计上所示的压力值是舒张压（个别声音不消失者，可采用变音值作为舒张压并加以注明）。测压时双眼平视汞柱表面，根据听诊结果读出血压值。间隔1~2分钟重复测量，取两次读数的平均值。测量完毕后将袖带解下、排气，平整地放入血压计盒内，将血压计汞柱向右侧倾斜45°，使管中水银完全进入水银槽后，关闭汞柱开关和血压计。

（2）指鼻试验：医师嘱被检查者手臂外展伸直，再以食指触自己的鼻尖，由慢到快，先睁眼、后闭眼，反复进行，观察被检查者动作是否稳准。

3. 演示对光反射、墨菲征的检查方法。

【参考答案】

（1）对光反射：用手电筒照射瞳孔，观察其前后的反应变化，正常人受照射光刺激后，双侧瞳孔立即缩小，移开照射光后双侧瞳孔随即复原。对光反射分为：①直接对光反射，即电筒光直接照射一侧瞳孔，该侧瞳孔立即缩小，移开光线后瞳孔迅速复原。②间接对光反射，即用手隔开双眼电筒光照射一侧瞳孔后，另一侧瞳孔也立即缩小，移开光线后瞳孔迅速复原。

（2）墨菲征：急性胆囊炎时胆囊肿大，医师将左手掌平放于患者右肋下部，以左手拇指指腹用适度压力钩压右肋下部胆囊点处，然后嘱患者缓慢深吸气。此时发炎的胆囊下移时碰到用力按压的拇指引起疼痛，患者因疼痛而突然屏气，这一现象称为墨菲征阳性，又称胆囊触痛征。

4. 演示集合反射、双手肝脏触诊的检查方法。

【参考答案】

(1) 集合反射：嘱被检查者注视 1m 以外的目标（通常为检查者的食指尖），然后逐渐将目标移至距被检查者眼球约 10cm 处，这时观察双眼瞳孔变化情况，由看远逐渐变为看近，即由不调节状态到调节状态时，正常反应是双侧瞳孔逐渐缩小（调节反射）、双眼球向内聚合（集合反射）。

(2) 肝脏的双手触诊：检查者用左手掌托住被检者右后腰，左手拇指张开置于右肋缘，右手方法不变。检查肝左叶有无肿大，可在腹正中线上由脐平面开始自下而上进行触诊。如遇腹水患者，可用沉浮触诊法。在腹部某处触及肝下缘后，应自该处起向两侧延伸触诊，以了解整个肝脏和全部肝下缘的情况。

5. 演示心脏左界叩诊、腹壁反射的检查方法。

【参考答案】

（1）心脏左界叩诊：被检者取仰卧位时，检查者立于被检者右侧，左手叩诊板指与心缘垂直（与肋间平行）。被检者取坐位时，宜保持上半身直立姿势，平稳呼吸，检查者面对被检者，左手叩诊板指一般与心缘平行（与肋骨垂直）。从心尖搏动最强点外 2~3cm 处开始，沿肋间由外向内，叩诊音由清变浊时翻转板指，在板指中点相应的胸壁处用标记笔作一标记。如此自下而上，叩至第二肋间，分别标记。

（2）腹壁反射：嘱被检查者仰卧，两下肢稍屈曲，腹壁放松，医师用钝头竹签分别沿肋缘下（胸髓 7~8 节）、脐水平（胸髓 9~10 节）及腹股沟上（胸髓 11~12 节）的方向，由外向内轻划两侧腹壁皮肤（即上、中、下腹壁反射），正常人于受刺激部位出现腹肌收缩。

6. 演示咽部及扁桃体、移动性浊音的检查方法。

【参考答案】

（1）咽部及扁桃体：嘱被检查者头稍向后仰，口张大并拉长发"啊"声，医师用压舌板在舌的前2/3与后1/3交界处迅速下压舌体，此时软腭上抬，在照明下可见口咽组织，检查时注意咽后壁有无充血、水肿，扁桃体有无肿大。

（2）移动性浊音：当腹腔内有较多游离液体（在1000mL以上）时，如患者仰卧位，液体因重力作用多积聚于腹腔低处，含气的肠管漂浮其上，故叩诊腹中部呈鼓音，腹部两侧呈浊音；检查者自腹中部脐水平面开始向患者左侧叩诊，由鼓音变为浊音时，板指固定不动，嘱患者右侧卧位，再度叩诊，如呈鼓音，表明浊音移动。这种因体位不同而出现浊音区变动的现象，称移动性浊音。

7. 演示阑尾压痛及反跳痛、霍夫曼征的检查方法。

【参考答案】

（1）阑尾压痛及反跳痛：阑尾点又称麦氏点，位于右髂前上棘与脐连线外1/3与中1/3交界处。触诊时，由浅入深进行按压，如发生疼痛，称为压痛。在检查到压痛后，手指稍停片刻，使压痛感趋于稳定，然后将手突然抬起，此时如患者感觉腹痛骤然加剧，并有痛苦表情，称为反跳痛。

（2）霍夫曼征：检查者用左手托住被检者腕部，用右手食指和中指夹持被检者中指，稍向上提，使其腕部处于轻度过伸位，用拇指快速弹刮被检者中指指甲，此时，如其余四指出现轻度掌屈反应为阳性。

8. 演示下颌淋巴结触诊、脊柱压痛的检查方法。

【参考答案】

（1）下颌淋巴结触诊：检查左颌下淋巴结时，将左手置于被检查者头顶，使头微向左前倾斜，右手四指并拢，屈曲掌指及指间关节，沿下颌骨内缘向上滑动触摸。检查右侧时，两手换位，让被检查者向右前倾斜。

（2）脊柱压痛：检查有无脊柱压痛时，嘱被检查者取端坐位，身体稍向前倾。检查者以右手拇指从枕骨粗隆开始自上而下逐个按压脊椎棘突及椎旁肌肉，正常时每个棘突及椎旁肌肉均无压痛。

9. 演示髌阵挛、甲状腺侧叶后面触诊的检查方法。

【参考答案】

（1）髌阵挛：被检查者取仰卧位，下肢伸直，检查者用拇指与食指持住髌骨上缘，用力向下快速推动数次，保持一定的推力，阳性反应为股四头肌节律性收缩使髌骨上下运动。

（2）甲状腺侧叶后面触诊：一手食、中指施压于一侧甲状软骨，将气管推向对侧，另一手拇指在对侧胸锁乳突肌后缘向前推挤甲状腺，食、中指在其前缘触诊甲状腺，配合吞咽动作，重复检查。用同样方法检查另一侧甲状腺。

10. 演示心脏听诊、浮髌试验的检查方法。

【参考答案】

(1) 心脏听诊：被检者多取坐位或仰卧位。听诊位置及顺序：①二尖瓣区：一般位于第5肋间左锁骨中线内侧。②主动脉瓣区：位于胸骨右缘第2肋间，主动脉瓣狭窄时的收缩期杂音在此区最响。③主动脉瓣区第二听诊区：位于胸骨左缘第3~4肋间，主动脉瓣关闭不全时的舒张期杂音在此区最响。④肺动脉瓣区：在胸骨左缘第2肋间隙。⑤三尖瓣区：在胸骨体下端近剑突偏右或偏左处。听诊内容：心率、心律、心音、额外心音、心脏杂音、心包摩擦音。

(2) 浮髌试验：被检查者取平卧位，下肢伸直放松，检查者左手拇指和其余四指分别固定在患膝关节上方两侧，并加压压迫髌上囊，使关节液集中于髌骨底面，右手拇指和其余四指分别固定在患膝关节下方两侧，用右手食指连续垂直向下按压髌骨数次，压下时有髌骨与关节面的碰触感，松手时有髌骨随手浮起感，即为浮髌试验阳性。见于风湿性关节炎、结核性关节炎等引起的膝关节腔积液。

11. 演示肺下界叩诊、查多克征的检查方法。

【参考答案】

（1）肺下界叩诊：被检者取坐位或仰卧位。在胸部右锁骨中线上，自第2肋间隙向下轻叩，由清音变为浊音（常在第5肋间隙），再向下叩诊变为实音（常在第6肋间隙），在浊音与实音交界处（一般在第6肋骨）即为肺下界。同样方法，分别在腋中线、肩胛线上叩出肺下界。两侧肺下界大致相同。平静呼吸时，正常成年人肺下界分别在锁骨中线、腋中线、肩胛线第6、8、10肋间。左肺下界叩诊时除在左锁骨中线上变动较大（有胃泡鼓音区）外，其余与右侧叩诊大致相同。

（2）查多克征：检查者用叩诊锤柄部末端钝尖部，在被检查者外踝下方由后向前轻划至跖趾关节处止，如出现踇趾背伸，其余四趾呈扇形分开，称查多克征阳性。

12. 演示布鲁津斯基征、振水音的检查方法。

【参考答案】

(1) 布鲁津斯基征：被检查者去枕仰卧，双下肢自然伸直，检查者左手托患者枕部，右手置于患者胸前，使颈部前屈，如两膝关节和髋关节反射性屈曲为阳性。以同样的方法检查另一侧。

(2) 振水音：被检查者取仰卧位，医师用耳凑近被检查者上腹部或将听诊器体件放于此处，然后用稍弯曲的手指以冲击触诊法连续迅速冲击其上腹部，如听到胃内液体与气体相撞击的声音，称为振水音。也可用双手左右摇晃患者上腹部以闻及振水音。正常人餐后或饮入多量液体时，上腹部可出现振水音，但若在空腹或餐后 6~8 小时仍有此音，则提示胃内有液体潴留，见于胃扩张、幽门梗阻及胃液分泌过多等。

13. 演示肱三头肌反射、语音震颤的检查方法。

【参考答案】

（1）肱三头肌反射：医师让检查者半屈肘关节，上臂稍外展，而后用左手托其肘部，右手用叩诊锤直接叩击尺骨鹰嘴突上方的肱三头肌肌腱附着处，正常时肱三头肌收缩，出现前臂伸展，反射中枢为颈髓7~8节。

（2）语音震颤：检查者将两手掌或手掌尺侧缘平置于患者胸壁的对称部位，嘱其用同样强度重复拉长音发"yi"音，自上而下，从内到外，两手交叉，比较两侧相同部位语颤是否相同。

第二部分 西医操作

考查无菌操作、基本心肺复苏术等常用西医基本操作技能。每份试卷 1 题,每题 10 分,共 10 分。

1. 演示戴无菌手套的操作方法。

【参考答案】

①穿无菌手术衣、戴口罩后,选取合适手套号码并核对灭菌日期。②用手套袋内无菌滑石粉包轻轻敷擦双手,使之滑润。③左手捏住两只手套翻折部分,提出手套,使两只手套拇指相对,右手先插入手套内,再用戴好手套的右手 2~5 指插入左手手套的翻折部内,帮助左手插入手套内,然后将手套翻折部翻回盖住手术衣袖口。④用无菌盐水冲净手套外面的滑石粉。⑤在手术开始前应将双手举于胸前,切勿任意下垂或高举。

2. 演示手术区皮肤消毒的操作方法。

【参考答案】

①手术前皮肤准备：不同的手术对病人手术区域的皮肤准备不同。一般外科手术，病人最好在手术前一天下午洗浴，并用肥皂清洗皮肤。如皮肤上有较多油脂或胶布粘贴的残迹，可先用松节油或75%酒精擦净。②术区剃毛：主张当日术前剃毛。若毛发细小可不剃。不宜在手术室内剃毛。最好采用专用粘布粘贴法除毛。③消毒剂：目前国内普遍使用0.5%碘伏作为皮肤消毒剂。也可用2.5%碘酊消毒，待干后再用75%酒精涂擦2~3遍以脱碘。面部、口腔、肛门及外生殖器等处消毒，不可用碘酊。④消毒方法：准备好消毒用品（卵圆钳、消毒剂、棉球或纱布），皮肤消毒先用碘伏（或0.5%安尔碘）棉球或小纱布团由手术区中心向四周顺序涂擦3遍，第二、三遍都不能超出上一遍的范围。如为感染伤口或会阴、肛门等处手术，则应从外周向感染伤口或会阴肛门处涂擦。消毒范围应包括手术切口周围半径15cm的区域。

3. 演示有创面伤口换药的操作方法。

【参考答案】

①去除敷料。先用手取下外层敷料（勿用镊子），再用1把镊子取下内层敷料。揭除内层敷料应轻巧，一般应沿伤口长轴方向揭除，若敷料干燥并粘贴在创面上则不可硬揭，应先用生理盐水浸湿后再揭去，以免创面出血。②双手执镊，左手镊子从换药碗中夹无菌物品，并传递给右手镊子，两镊不可相碰。③注意观察创面分泌物多少、色泽以及有无线头、异物及坏死组织、创面肉芽及创缘表皮生长情况等。先用盐水棉球拭净创面周围皮肤上的分泌物并消毒创面周围皮肤2~3次，再用盐水棉球蘸吸清除创口内的分泌物，创口内的线头、异物及坏死组织应予清除。④用75%酒精棉球由内向外消毒伤口及周围皮肤，沿切口方向，范围距切口3~5cm，擦拭2~3遍。再由内向外在伤口周围消毒2次，消毒范围应大于敷料覆盖的范围。⑤无菌敷料覆盖伤口，距离切口边缘3cm以上，一般用8~10层纱布，胶布固定，贴胶布方向应与肢体或躯干长轴垂直。

4. 演示穿隔离衣的操作方法。

【参考答案】

①戴好帽子及口罩，取下手表，卷袖过肘，洗手。②手持衣领取下隔离衣，清洁面朝自己；将衣领两端向外折齐，对齐肩缝，露出袖子内口。③右手持衣领，左手伸入袖内；右手将衣领向上拉，使左手套入后露出。④换左手持衣领，右手伸入袖内；举双手将袖抖上，注意勿触及面部。⑤两手持衣领，由领子中央顺着边缘向后将领扣扣好，再扎好袖口（此时手已污染），松腰带活结。⑥将隔离衣一边约在腰部5cm处渐向前拉，直到见边缘，则捏住；同法捏住另一侧边缘，注意手勿触及衣内面。然后双手在背后将边缘对齐，向一侧折叠，一手按住折叠处，另一手将腰带拉至背后压住折叠处，将腰带在背后交叉，回到前面系好。

5. 演示肥皂水刷手的操作方法。

【参考答案】

①按普通洗手方法将双手及前臂用肥皂和清水洗净。②用消毒毛刷蘸取消毒肥皂液交替刷洗双手及手臂,从指尖到肘上10cm。刷手时尤应注意甲缘、甲沟、指蹼等处刷完一遍,指尖朝上肘向下,用清水冲洗手臂上的肥皂水。然后,另换一消毒毛刷,同法进行第二、三遍刷洗,每一遍比上一遍低2cm(分别为肘上10cm、8cm、6cm)。共约10分钟。③每侧用一块无菌毛巾从指尖至肘部擦干,擦过肘部的毛巾不可再擦手部。④将双手及前臂浸泡在75%乙醇桶内5分钟,浸泡范围至肘上6cm处。若有乙醇过敏,可改用0.1%苯扎溴铵溶液浸泡,也可用1:5000氯己定(洗必泰)溶液浸泡3分钟。⑤浸泡消毒后,保持拱手姿势待干,双手不得下垂,不能接触未经消毒的物品。

6. 演示口对口人工呼吸的操作方法。

【参考答案】

施救者一只手的拇指和食指捏住患者鼻翼,用小鱼际肌按患者前额,另一只手固定患者下颌,开启口腔。施救者双唇严密包住患者口唇,平静状态下缓慢吹气,吹气时观察胸廓是否隆起。吹气时间每次不少于1秒,每次送气量500~600mL,以胸廓抬起为有效。吹气完毕,松开患者口鼻,使患者的肺和胸廓自然回缩,将气体排出,重复吹气一次,与心脏按压交替进行,吹气按压比为2:30。

7. 演示胸外按压的操作方法。

【参考答案】

①按压部位：两乳头连线中点（胸骨中下半段）。②按压方法：用左手掌根部紧贴患者的胸部，右手掌根部重叠其上，两手手指相扣，左手五指翘起。上半身稍向前倾，双肩位于患者正上方，保持前臂与患者胸骨垂直，双臂伸直（肘关节伸直），用上半身力量用力垂直向下按压，放松时要使胸壁充分回复，放松时掌根不能离开胸壁。③按压要求：按压深度，成人胸骨下陷 5~6cm，按压频率 100~120 次/分，压放时间比为 1:1。连续按压 30 次后给予人工呼吸 2 次，多位施救者在现场心肺复苏时，每 2 分钟或 5 个心肺复苏循环后，应相互轮换按压，以保证按压质量。

第三部分　西医答辩或临床判读

一、西医答辩

考查西医相关疾病的病因、症状、体征、诊断、治疗等方面的内容。本类考题与临床判读考题 2 选 1 抽题作答，每份试卷 1 题，每题 5 分，共 5 分。

1. 叙述肾病综合征的诊断要点。

【参考答案】

①大量蛋白尿（>3.5g/d）；②低蛋白血症（血浆白蛋白≤30g/L）；③明显水肿；④高脂血症。

2. 叙述慢性肺源性心脏病急性加重期的治疗。

【参考答案】

①控制感染。②氧疗。③控制心力衰竭：利尿药（氢氯噻嗪＋螺内酯）、正性肌力药（西地兰）、血管扩张药（钙拮抗剂、一氧化氮等）。④控制心律失常。⑤抗凝治疗。⑥治疗并发症：肺性脑病、消化道出血。

3. 叙述急性胰腺炎的诊断依据。

【参考答案】

有胆石症、大量饮酒或暴饮暴食等病史及典型的临床表现,如上腹痛或恶心呕吐,伴有上腹部压痛或腹膜刺激征;血清、尿液或腹腔穿刺液有淀粉酶含量增加;超声等显示有胰腺炎症或手术所见胰腺炎病变。

4. 叙述急性心肌梗死的并发症。

【参考答案】
①乳头肌功能不全或断裂;②心室壁瘤;③心肌梗死后综合征;④栓塞;⑤心脏破裂。

5. 叙述消化性溃疡的临床表现。

【参考答案】

(1) 症状：周期性、规律性上腹痛。性质多为灼痛，或钝痛、胀痛、剧痛和（或）饥饿样不适感。多位于上腹，可偏左或偏右。十二指肠溃疡患者空腹痛和（或）午夜痛，腹痛多于进食或服用抗酸药后缓解；胃溃疡患者也可发生规律性疼痛，但多为餐后痛，偶有夜间痛。

(2) 体征：溃疡活动时上腹部可有局限性压痛，缓解期无明显体征。

(3) 特殊类型的消化性溃疡：①复合性溃疡；②幽门管溃疡；③球后溃疡；④巨大溃疡；⑤老年人消化性溃疡；⑥无症状性溃疡。

二、临床判读

◆心电图

考查西医诊断学中心电图内容（看图作答）。本类考题与西医答辩考题 2 选 1 抽题作答，每份试卷 1 题，每题 5 分，共 5 分。

1. 患者，男，60岁。高血压病史10年，胸闷7天，活动后加重。心电图表现如下，请做出诊断。

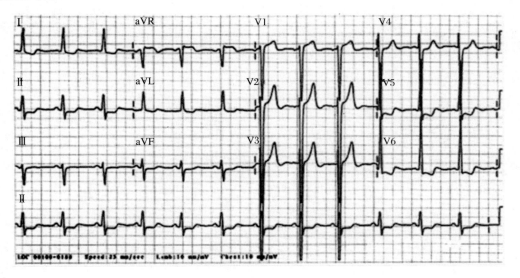

【参考答案】
左心室肥大。

2. 患者，女，55岁。急性胸痛6小时。心电图表现如下，请做出诊断。

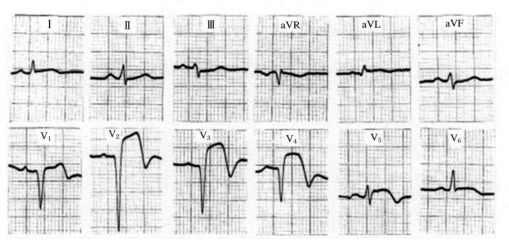

【参考答案】
急性前壁心肌梗死。

3. 患者，男，18岁。心悸、胸闷反复发作2年，加重1天。心电图表现如下，请做出诊断。

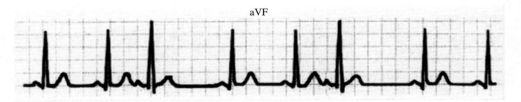

【参考答案】
房性过早搏动。

4. 患者，女，30岁。心悸、乏力3天。心电图表现如下，请做出诊断。

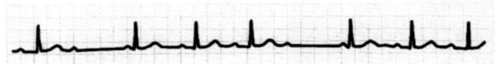

aVR

【参考答案】
二度Ⅰ型房室传导阻滞。

5. 患者，女，55岁。心悸、胸闷2天。心电图表现如下，请做出诊断。

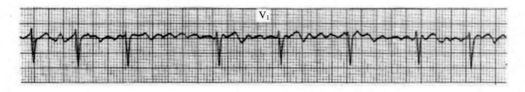

【参考答案】
心房颤动。

◆普通 X 线片

考查西医诊断学中影像学内容（看图作答）。本类考题与西医答辩考题 2 选 1 抽题作答，每份试卷 1 题，每题 5 分，共 5 分。

1. 患者，男，45岁。腹痛、腹胀3天，停止排便。X线表现如下，请做出诊断。

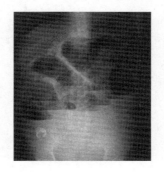

【参考答案】
肠梗阻。

2. 患者，女，76 岁。胸闷伴呼吸困难 6 天，不能平卧 1 天。X 线表现如下，请做出诊断。

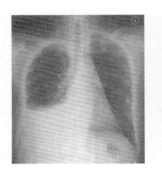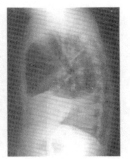

【参考答案】
右侧中等量胸腔积液。

3. 患者，男，24岁。胸闷、气短伴咳嗽5小时。X线表现如下，请做出诊断。

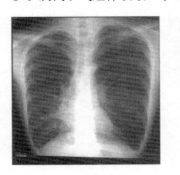 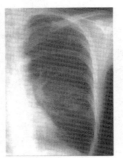

【参考答案】
左侧气胸。

4. 患者，男，34 岁。车祸受伤 1 小时。X 线表现如下，请做出诊断。

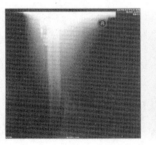 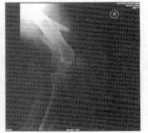

【参考答案】
右股骨远端骨折。

◆CT 影像诊断

考查西医诊断学中 CT 影像诊断的内容（看图作答）。本类考题与西医答辩考题 2 选 1 抽题作答，每份试卷 1 题，每题 5 分，共 5 分。

第三站 第三部分

1. 患者，男，55岁。上腹痛半天。查体：上腹部压痛。CT表现如下，请做出诊断。

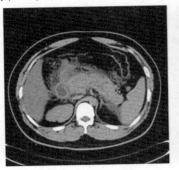
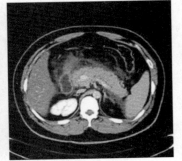

【参考答案】
急性胰腺炎。

2. 患者，男，28岁。头外伤后昏迷4小时。CT表现如下，请做出诊断。

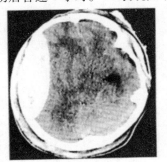

【参考答案】
急性硬膜外血肿。

3. 患者，男，49岁。左侧肢体偏瘫4小时，曾有高血压病史9年。CT表现如下，请做出诊断。

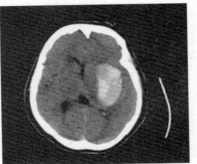

【参考答案】
脑出血。

◆ 实验室检查
考查西医诊断学中实验室检查内容。本类考题与西医答辩考题 2 选 1 抽题作答，每份试卷 1 题，每题 5 分，共 5 分。

1. 患者男性，50岁，ALT 99U/L。分析其临床意义。

【参考答案】

ALT 的参考值为 10~40 U/L。因此 ALT 99 U/L 为 ALT 升高,可见于:①肝脏疾病:急性病毒性肝炎、慢性病毒性肝炎、肝内、外胆汁淤积、酒精性肝病、药物性肝炎、脂肪肝、肝癌等。②其他疾病:骨骼肌疾病、肺梗死、肾梗死等。

2. 患者男性,28 岁,红细胞计数 $2.8 \times 10^{12}/L$。分析其临床意义。

【参考答案】

男性红细胞计数的参考值为 $(4.0 \sim 5.5) \times 10^{12}/L$。因此 $2.8 \times 10^{12}/L$ 提示红细胞计数减少,见于贫血。贫血可分为三类:①红细胞生成减少,见于造血原料不足(如缺铁性贫血、巨幼细胞贫血),造血功能障碍(如再生障碍性贫血、白血病等),慢性系统性疾病(慢性感染、恶性肿瘤、慢性肾病等);②红细胞破坏过多,见于各种溶血性贫血;③失血,如各种失血性贫血。

3. 分析甲胎蛋白升高的临床意义。

【参考答案】

甲胎蛋白（AFP）升高见于原发性肝癌。AFP 是目前诊断原发性肝细胞癌最特异的标志物，50% 患者 AFP > 300μg/L，但也有部分患者 AFP 不增高或增高不明显。